晚安瑜伽

ZING YOGA&PILATES
联合创始人 **赵 璇** —— 主编

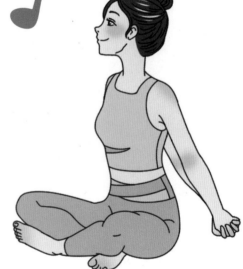

吉林科学技术出版社

图书在版编目（CIP）数据

晚安瑜伽 / 赵璇主编 . -- 长春 : 吉林科学技术出版社 , 2024. 8. -- ISBN 978-7-5744-1694-9

I. R161.1

中国国家版本馆 CIP 数据核字第 2024HR2555 号

晚安瑜伽
WAN'AN YUJIA

主　　编　赵　璇
出 版 人　宛　霞
策划编辑　穆思蒙　王聪会
责任编辑　张　超
内文设计　上品励合（北京）文化传播有限公司
封面设计　陈保全
幅面尺寸　240 mm×226 mm
开　　本　12
字　　数　60 千字
印　　张　5
印　　数　1~6 000 册
版　　次　2024 年 9 月第 1 版
印　　次　2024 年 9 月第 1 次印刷
出　　版　吉林科学技术出版社
发　　行　吉林科学技术出版社
地　　址　长春市福祉大路 5788 号出版集团 A 座
邮　　编　130118
发行部电话 / 传真　0431-81629529　81629530　81629531
　　　　　　　　　　81629532　81629533　81629534
储运部电话　0431-86059116
编辑部电话　0431-81629380
印　　刷　长春百花彩印有限公司
书　　号　ISBN 978-7-5744-1694-9
定　　价　39.90 元
如有印装错误 请寄出版社调换

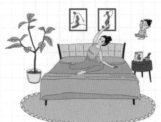

瑜伽入门课程

看小白视频课，
助你轻松开启瑜伽之旅。

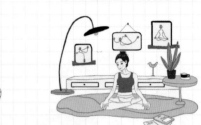

趣味瑜伽测试

测一测，
你对瑜伽的了解有多少。

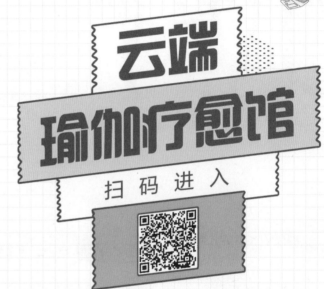

云端
瑜伽疗愈馆

扫码进入

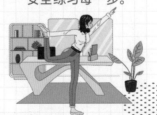

练习注意事项

掌握瑜伽要领，
安全练习每一步。

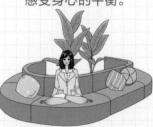

身心疗愈瑜伽

在瑜伽的引领下，
感受身心的平衡。

目录

睡前练瑜伽，你准备好了吗

睡前练习舒缓瑜伽，练身材、练心绪，最重要的是助眠。

任何瑜伽练习后都会有放松身体和神经的作用，因为身体在练习瑜伽时会刺激副交感神经系统中负责"休息和消化"的部分，可以让身体得到完全的舒展，练习后能够更快地进入睡眠状态，对提高睡眠质量很有帮助。

一天忙碌下来，身体处于超负荷状态，此时练习瑜伽，可以很好地缓解身体上和精神上的紧张状态。在柔和的音乐声中，抛去脑中所有的杂念，让整个人安静下来，感受一天的收获，赶走不愉快的心情，带着一个好情绪入眠，这对身体健康是很有益的。

当然，除了有助于放松精神，练习瑜伽还能在睡前给身体减个肥、消个脂，帮助身体机能恢复，这是多么美妙的事呀！

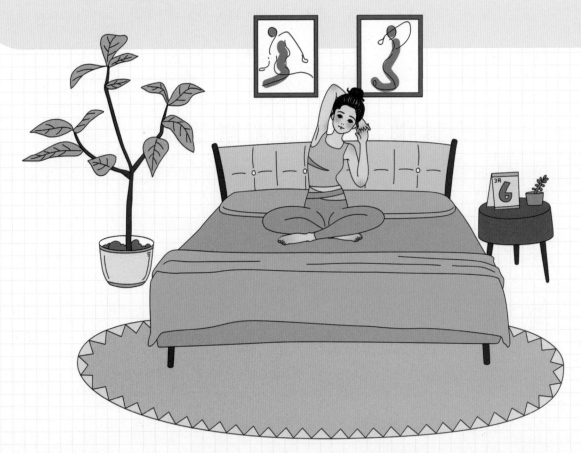

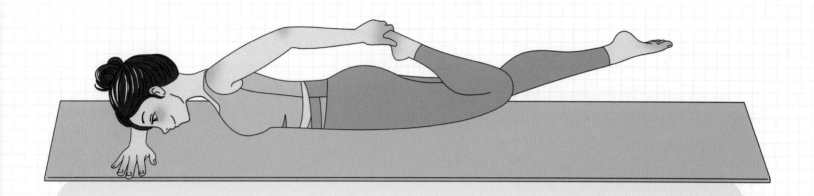

睡前瑜伽可不能太随心所欲，还有不少注意事项。

1.宜保持空腹状态练习，饭后 2~3 小时练习为佳。若饮用流体食物，饮用后半小时左右练习即可，如果练习之前太饿，宜少量进食。

2.练习前后半小时淋浴为佳。

3.练习瑜伽前先如厕，尽量去除身体的一切束缚，如腰带、领带、手表等饰物。

4.做瑜伽体式练习时，一定保持在极限的边缘温和地活动身体，不可超出自己的极限。

5.除非另有说明，在瑜伽练习中始终保持鼻腔呼吸，不要用口腔呼吸。

6.要时刻谨记，每一次练习都要缓慢且步骤分明，不要使身体出现失控的惯性运动。要把注意力放在动作给身体带来的感受上。

7.如果做某一体式时，身体发生剧烈疼痛，要立刻停止，如果持续疼痛，短时间内不要尝试该体式。

8.虽然练习瑜伽对人的身、心都非常有益，但并不是说练习瑜伽就可以忽视有效的治疗，应该把瑜伽当作一种身体调整和保健预防的方法，而不是治疗手段。

9.女性生理期避免强度大的体式，避免倒立体式，避免过分伸展腹部和挤压腹部的练习。

一边做家务一边练瑜伽

在工作岗位忙忙碌碌一天，回家准备晚餐，洗菜、刷碗时放松身心，尽量别弯着腰去完成，这样会加重腰酸背痛。我们不妨抓住一切可以利用的时间开启瑜伽练习，让自己在做出美味饭菜的同时还能放松身心。

炒菜等待时

练习次数：2~5次
难度系数：★ ★

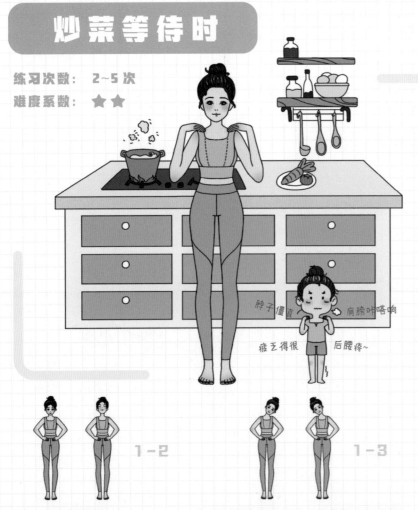

脖子僵直
肩膀咔嗒响
疲乏得很
后腰疼~

1

站姿颈部放松式

体式功效：切菜间隙或者等待炒菜的过程中，站着做一做放松颈部的动作，不仅能舒缓肩颈部的紧绷感，还有利于缓解一天的疲劳。

注意事项：锻炼颈部要适度，不要超过颈部的承受能力。

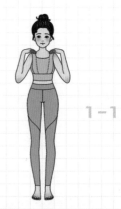

1-1

取站姿，双手扶在肩头，头部沿顺时针画圈2次，再逆时针画圈2次，感受颈部轻柔的拉伸。

1-2

双手扶在腰腹部，呼气，低头；吸气，头部后仰。

1-3

双手动作不变，呼气，头部向左侧下压，耳朵尽量贴近左肩膀；吸气，头回正；头部再向右侧下压，耳朵尽量贴近右肩膀。

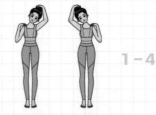

1-4

右手扶在右侧肩头，左手绕过头顶，轻轻带动头部向右侧下压；吸气，左手带动头部向左侧下压，呼气；吸气，头部回正，停留片刻，连续做5次下压。换另一边重复动作。

2

树式腋窝拉伸

体式功效： 炒菜等待时，做一做树式拉伸，可以锻炼全身各个关节，促进腿、脚部位的血液循环，消除酸胀感。

注意事项： 眼睛盯着一个点，集中注意力，有利于保持身体平衡。

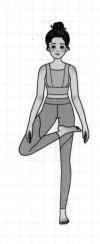

2-1

端正站立，弯曲右膝，将右脚跟放在左大腿根部，右脚脚心朝外，将身体重心放在左腿上，左脚紧紧抓住地面，保持身体平衡。

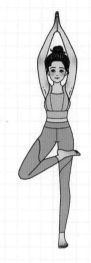

2-2

双手举起，在头顶上方合十，双臂慢慢向后展，胸部向前扩展，想象双臂像树枝一样不断向上生长，保持30秒后，换另一条腿练习。

3

摩天式伸展

体式功效： 等待煮饭间隙，或者刚刚切好一道菜时，比较适合做脊柱拉伸动作，有利于缓解脊柱、腰背的酸痛和僵硬。

注意事项： 踮起脚尖时，需要收紧核心，控制脚下平衡，以免站不稳。

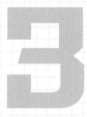

3-1

双脚分开站立，双手在体前交叉相握。

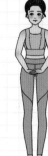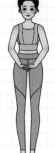

3-2

吸气，双臂向头顶上方伸展，翻转手掌，掌心朝上。

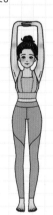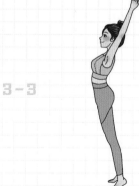

3-3

呼气，双脚脚跟上提，手臂带动上半身向上伸展，踮起脚尖。

收拾碗筷后

1

体式功效：弯腰趴着，可以拉伸双腿，放松腰背，缓解肩颈肌肉的僵直。

注意事项：大腿要尽量向上提，可以更好地支撑骨盆。

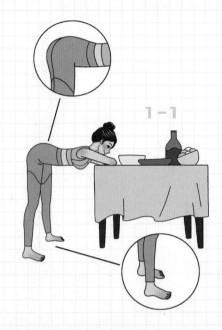

1-1

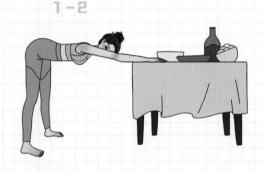

1-2

站直，上半身顺着桌子的边沿，向前、向下趴在桌子上，手臂做好支撑，调整双腿，与骨盆同宽。

双脚向后撤一步。手臂打开，向前延展出去。

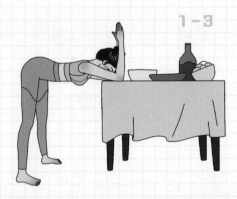

1-3

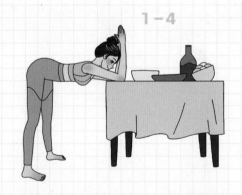

1-4

双脚与桌面保持合适的距离。手肘放在餐桌上，大臂下压，小臂与桌子呈90°，肘关节外侧和腋窝同时下压，双手合十，前额与桌面保持适当的距离，也可以轻轻贴在桌面上。身体放松，保持正常呼吸。

缓缓地抬起头，眼睛注视斜下方。

2 坐式扭转

体式功效：桌子擦干净后，坐在椅子上休息一下。此时不妨练一练坐式扭转动作，让肩膀、侧腰都能得到放松。

注意事项：不要耸肩，肩膀要向下沉。臀部和腹部都要收紧核心，不要塌腰。

练习次数：3~5 次

难度系数：★ ★ ★ ★

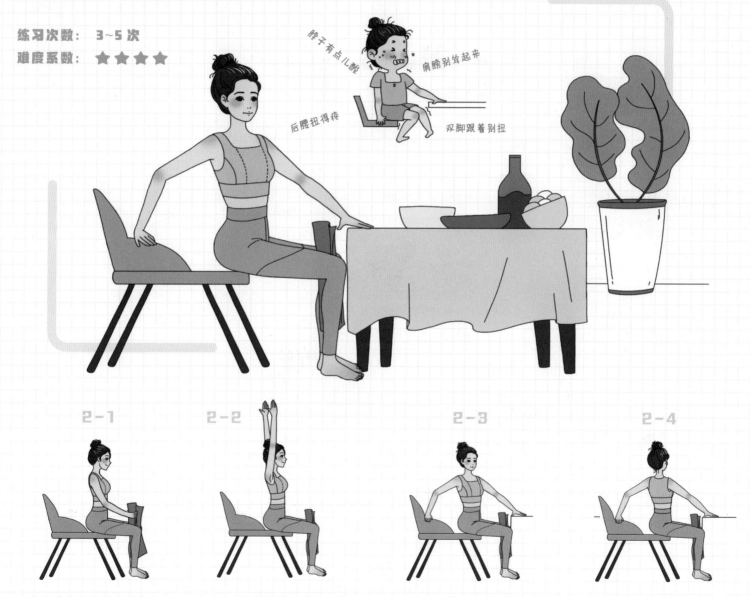

脖子有点儿酸
后腰扭得疼
肩膀别耸起来
双脚跟着别扭

2-1
身体端坐在椅子的三分之一处。为了更好地稳定双膝，可以将毛毯卷起来，用双膝夹紧。

2-2
收紧骨盆，呼气，手臂向上举过头顶。吸气，手臂放下。

2-3
呼气，骨盆保持不动，上半身转向右侧，双手向下推椅子和桌子，胸腔打开，沉肩，放松。

2-4
吸气，回正。呼气，换另一侧练习。

洗碗筷后

直角式

练习次数：2~5次
难度系数：★ ★ ★

体式功效：充分拉伸腰背部和大腿根部，有利于缓解腰背酸痛，还可以瘦大腿和手臂。

注意事项：整个过程中，不要弓背。头部不要下垂，以免头晕不适。

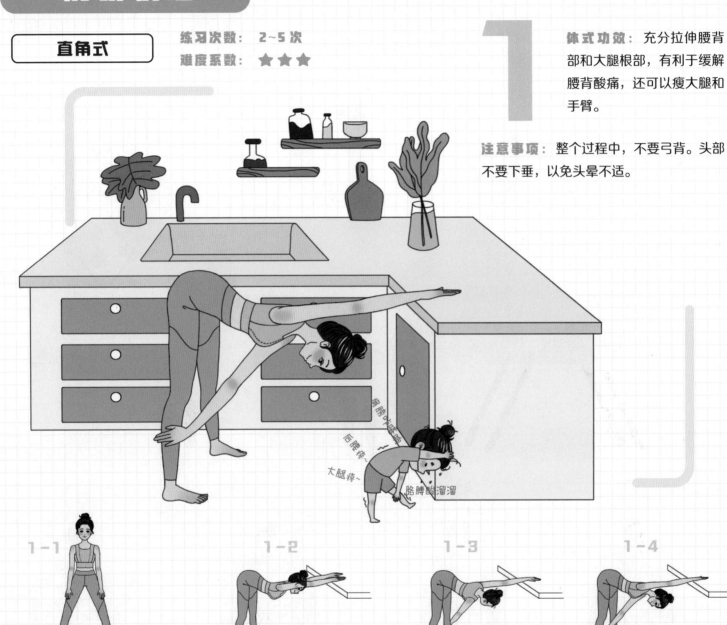

1-1
站立，双腿大幅度分开，身体与洗碗池保持足够大的距离。

1-2
双手扶着操作台边，吸气，上身前倾向下弯，使髋部与腹部呈直角。

1-3
呼气，右手触摸左腿。

1-4
吸气，右手放回操作台边；呼气，左手触摸右腿。

下蹲式

2

体式功效：下蹲式，有利于提高脚踝、膝盖、大腿内侧肌肉的柔韧性，不仅让身体的平衡性得到强化，还能让骨盆血液循环加速，缓解痛经。

注意事项：屈膝时，膝盖不要内收，而是尽量向外打开。

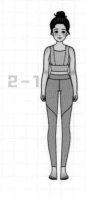

2-1

端正站立，挺直腰背，双手放在身体两侧，眼睛正视前方。

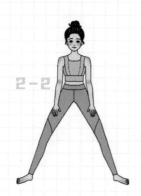

2-2

双腿分开超过两个肩宽，脚尖向外，类似外八字。

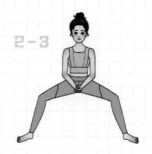

2-3

双手在体前握紧，吸气，保持上半身挺拔，呼气时屈膝，慢慢向下蹲，下蹲过程中收紧臀部。

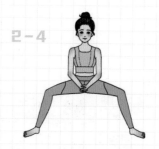

2-4

呼气时不动，再次吸气时身体继续向下蹲，直到大腿与地面几乎平行，保持这个姿势30秒。

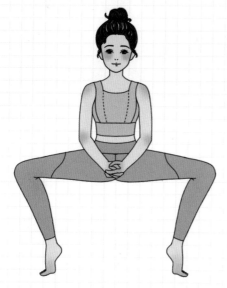

在下蹲式第4步的基础上，慢慢将脚跟立起，保持30秒。吸气起身，调息休息，重复做6~12次。

女神式

3

体式功效：这个体式有利于锻炼臀部和腿部，摆脱萝卜腿和臀部肥大等困扰，还可以缓解腰酸、腰痛等不适。

注意事项：若下肢部位力量薄弱，可借助瑜伽椅练习，不可过度练习。

蹲式展臂

练习次数：2~3 次
难度系数：★★★

4

体式功效： 洗碗结束后，利用操作台，做一做下蹲动作，可以锻炼大腿内外侧肌肉群；延展双臂，有利于缓解腰背部和胳膊的僵硬，缓解一天的压力。

注意事项： 缓缓下蹲，如果觉得动作有难度，尽力而为，不要勉强。

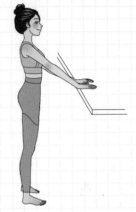

4-1

身体面向操作台，双臂分开与肩同宽，双手放在操作台边缘。

4-2

微微屈膝，臀部向下，膝盖和脚尖朝向正前方，保持后腰挺直。

4-3

吸气，左手用力抓住操作台边缘，右臂向上伸直，保持后背挺直。

4-4

呼气，右手落回。再次吸气交换方向，右手抓住操作台边缘，左臂向上伸展。

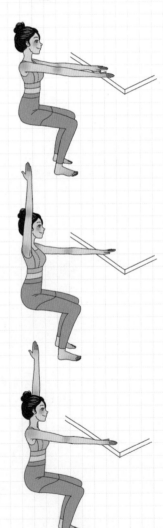

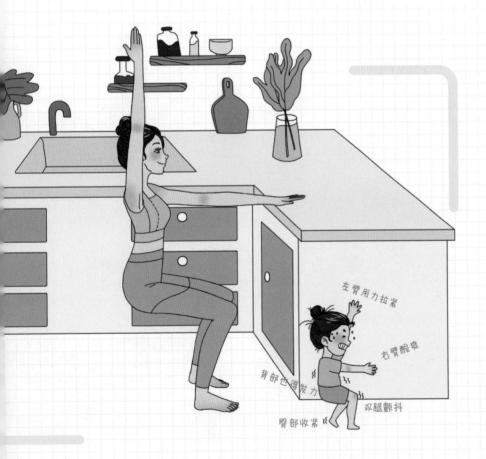

左臂用力拉紧

右臂酸爽

背部也得发力

臀部收紧

双腿颤抖

5 蹲式屈腿

体式功效： 这个体式主要是为了锻炼大腿肌群，让坐了一天的女性朋友更好地塑造大腿线条，而且还能瘦肚子。

注意事项： 屈膝时，后腿要尽量伸直。

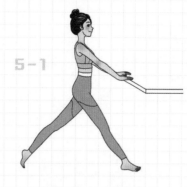

5-1

面向操作台，右脚在前，左脚向后，身体朝向正前方。

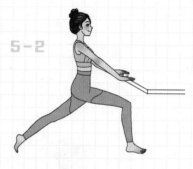

5-2

屈右膝，右腿大小腿呈 90°。左腿向后伸直，髋关节摆正。

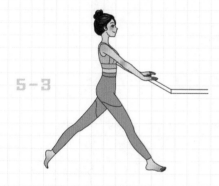

5-3

吸气，伸直右腿。

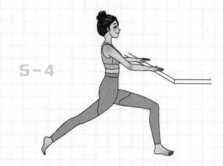

5-4

呼气，换腿练习。左脚在前，右脚在后，屈左膝，左腿大小腿呈 90°，伸直右腿，髋关节摆正。

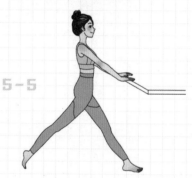

5-5

吸气，伸直左腿。呼气，收回。

6 踮脚后弯

体式功效： 这个体式有利于缓解腰背部不适，释放一天的负能量。

注意事项： 后弯时，掌心推。幅度逐渐增强，后弯程度尽力就好，不能勉强。

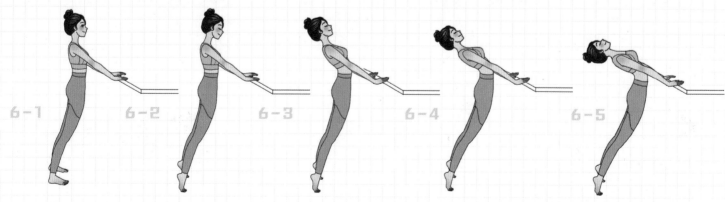

6-1

双手推操作台边缘，双脚分开与肩同宽。

6-2

吸气，脚跟向上抬起。

6-3

呼气，身体向后弯。

6-4

吸气，还原，双脚向后移动一些。呼气，大腿向前，背部向后弯曲，打开胸腔，不要塌腰。

6-5

吸气，双脚再往后移动一些，呼气，双手推操作台边缘，身体后弯得再深一些，保持自然的呼吸。

拖地时

1

下蹲式拖地

体式功效：这一动作有利于锻炼手臂、臀部和腿部，有翘臀、瘦腿、瘦胳膊的作用，还能缓解腰背部不适。

注意事项：前后移动双腿拖地时，身体不要前后晃动。

1-1

双脚比肩略宽站立，重心落在脚后跟上，保持稳定。

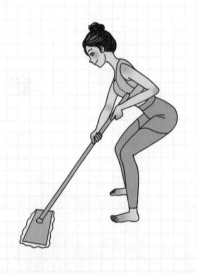

1-2

臀部往后坐，腰背挺直不塌，臀大肌到大腿根部发力，腹部核心收紧。

平板式拖地

2

注意事项：这个动作练习时一定要收紧腹部核心和臀、腿，重心不要全放在双手上。肩膀放松，不要紧张。

体式功效：这一动作有利于锻炼四肢和腹部，塑造全身的线条，提升美感，尤其可以瘦肚子。

2-1

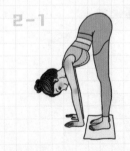

双手分开，与肩同宽，撑住地面，双腿并拢，双脚踩在地面上的一块毛巾上。

2-2

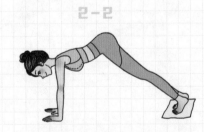

重心放在双手上，收紧腹部核心，双脚慢慢地滑向身体的正后方。

2-3

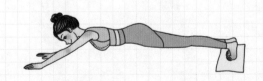

双脚继续向正后方滑，直至肩、臀、脚后跟呈一条直线。

拖把瑜伽

练习次数：2~3次
难度系数：★★★★★

☑ 瑜伽入门课程　☑ 趣味瑜伽测试
☑ 练习注意事项　☑ 身心疗愈瑜伽

3

体式功效：收拾厨房和餐厅时，难免会用到拖把，不妨利用它好好做一下瑜伽动作，锻炼双腿和髋部。

注意事项：整个过程都要配合呼吸，不要憋气。

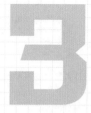

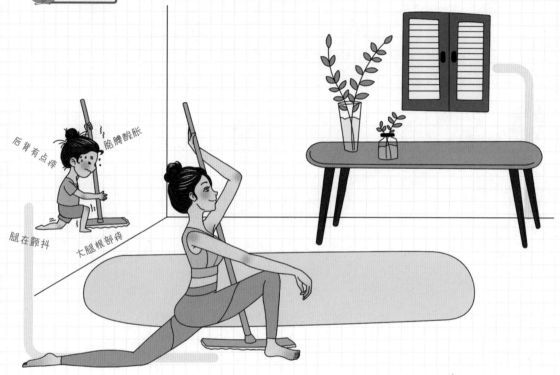

后背有点疼　　胳膊酸胀
腿在颤抖　　大腿根部疼

3-1

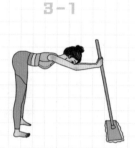

将拖把放在身体前侧，双脚稍稍分开，双手扶住拖把，髋部带动上半身向下弯，保持上半身与地面平行，双腿伸直。

3-2

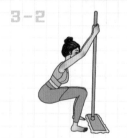

双手握紧拖把上方，吸气，臀部下蹲，保持大腿与地面平行，背部保持平直。

3-3

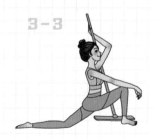

左侧大腿向后跨一大步，将膝盖和小腿置于地面。右腿弯曲，脚尖向前，膝盖不要超过脚尖。左手从外侧环绕拖把一圈，抓住拖把。

3-4

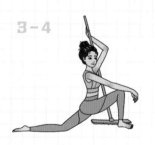

待身体稳定后，右臂搭在右腿膝盖上，转头看向右侧。

3-5

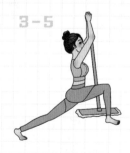

双手扶住拖把顶端。左脚脚尖立起，发力，伸直左腿。右大腿与地面尽量保持平行，眼睛看向正前方。

瑜伽"水疗"，身体不酸也不硬

忙完了一天的工作或学习，利用闲暇时间，在瑜伽垫上好好地放松一下全身的肌肉，缓解忙碌过后的关节酸痛感和僵硬感，对久坐族和久站族来说非常适宜。

1

简易脊柱扭转

体式功效： 左右扭转，灵活脊柱，感受后背肩胛骨处的放松和拉伸，释放背部及肩膀的压力。

注意事项： 保持两侧臀部紧贴地面，保持正常呼吸。

1-1

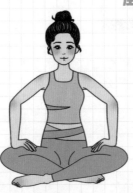

盘坐，手指尖相对，放在大腿上。

1-2

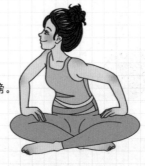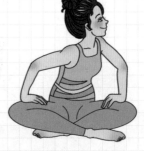

左右交替，向前推肩膀。

2

重力颈部侧伸展

体式功效： 重点拉伸和放松侧腰、肩颈，放松这些部位。

注意事项： 伸展幅度不要过大，以免拉伤肌肉，保持均匀呼吸。

2-1

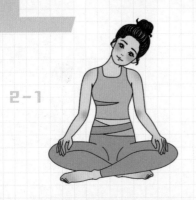

盘坐，上半身挺直，头部向左倾斜，拉伸颈部右侧，放松呼吸。随着每次呼气，左耳向左肩下沉。

2-2

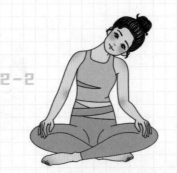

让头部带着整个脊柱向左边侧弯，右手臂慢慢推直，左手肘弯曲，感受身体右侧的伸展。

2-3

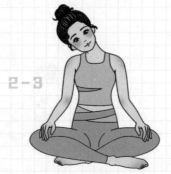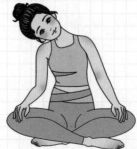

换反方向练习。

交替肩部拉伸

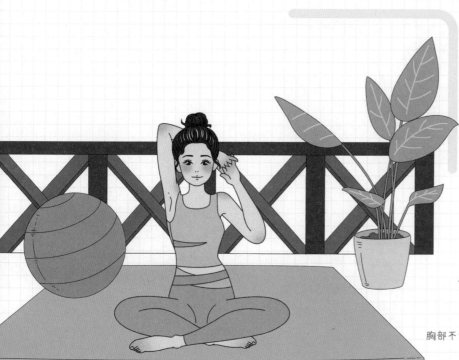

体式功效：灵活肩关节，释放肩部肌肉的紧张感。

注意事项：如果双手在头部后方够不着，可以用毛巾辅助完成动作。

练习次数：3~5 次

难度系数：★ ★ ★

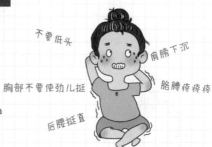

不要低头

胸部不要使劲儿挺

后腰挺直

肩膀下沉

胳膊疼疼疼

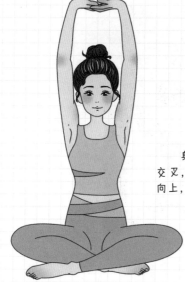

3-1

身体坐直，双手十指交叉，来到胸前。推掌心向上，来到头顶的上方。

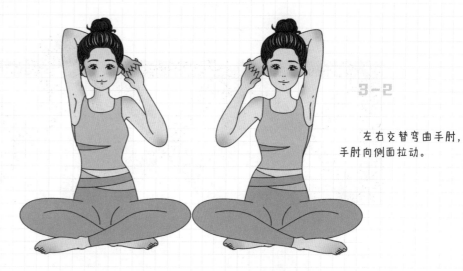

3-2

左右交替弯曲手肘，手肘向侧面拉动。

坐姿侧伸展

体式功效：左右伸展侧腰、手臂，轻柔地舒缓侧腰和肩膀的紧绷感。

注意事项：身体不要前后晃动，臀部紧贴地面，动作不要过快。

4-1
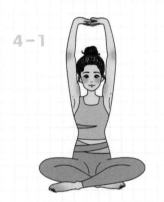

简易盘坐，双手交叉向上推举至头顶，掌心向上。

4-2
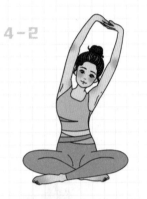

身体向左侧弯，眼睛看向正前方。

4-3
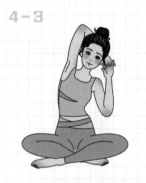

慢慢地弯曲双侧手肘，左手肘向地面压，眼睛看向正前方，感受右肩的拉伸。

4-4
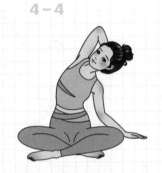

松开双手，左手触地，右手来到头后方，展开右侧腋窝，打开胸腔，眼睛看向右上方。吸气回正，换反方向练习。

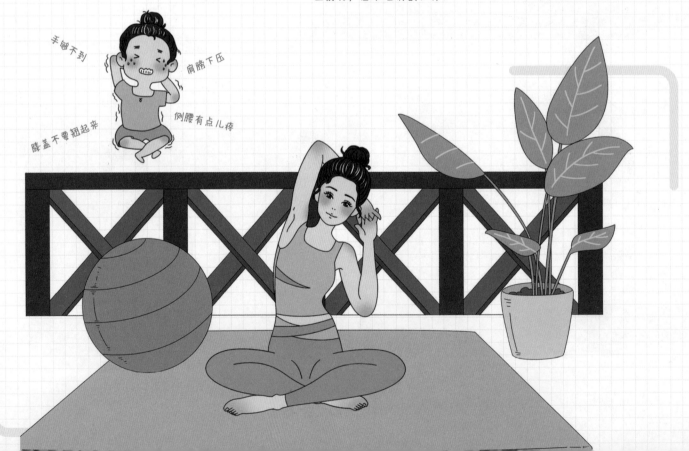

手够不到

肩膀下压

侧腰有点儿疼

膝盖不要翘起来

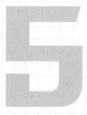

5

手臂手腕放松

体式功效：放松手腕和手臂，缓解手腕不适，纤细手臂。

注意事项：保持腰背挺直。

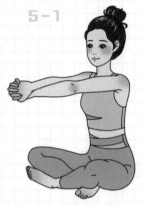

5-1

双臂向前伸直，左臂在下，右臂在上，双手掌心相对，十指交扣。

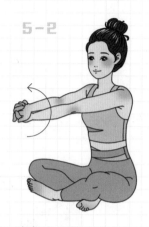

5-2

顺时针转动手臂，灵活手腕。

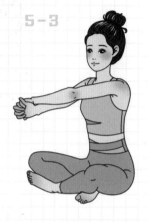

5-3

换反侧，左手臂在上，右手臂在下，十指交扣。

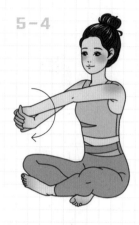

5-4

逆时针转动手臂。

6

背后肩拉伸

体式功效：展开胸部和肩前侧，改善日常含胸驼背的身体形态。

注意事项：腰背挺直，臀部不能翘起，保持均匀呼吸。

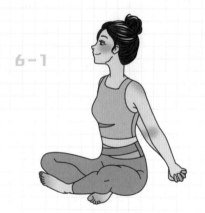

6-1

身体坐直，双手放在身体后面，十指交扣。吸气，手臂往后拉动，舒展前胸及肩部。

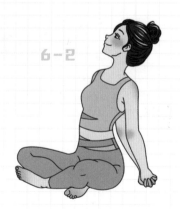

6-2

吸气，双手向下落，胸口往上提。呼气，回到坐直状态。

7

缓解膝关节疼痛

体式功效: 几组瑜伽动作，可缓解膝盖的疼痛，减少磨损，并增强腿部的力量、稳定性、平衡性和协调性，保护膝关节。

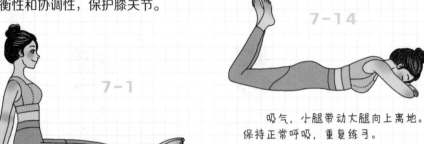

7-14

吸气，小腿带动大腿向上离地。保持正常呼吸，重复练习。

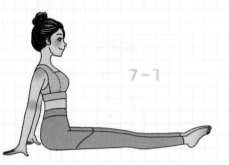

7-1

手杖式准备，吸气，脊柱向上延展。呼气，双脚脚背绷直，脚尖下压，寻找地板。

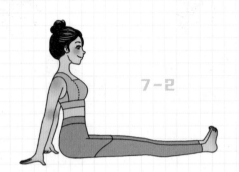

7-2

吸气，脚尖回勾。重复练习 8~10 次。

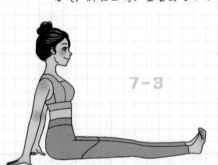

7-3

吸气，顺时针转动双脚脚踝 3 圈。呼气，逆时针转动双脚脚踝 3 圈。

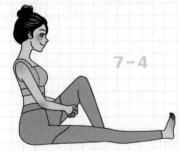

7-4

吸气，弯曲左膝，左脚掌踩地，双手抱住左大腿，腰背挺直。

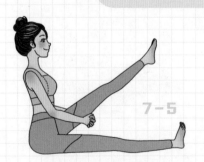

7-5

呼气，慢慢伸直左腿并抬起。吸气，收回左腿。重复练习 8~10 次。

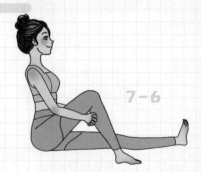

7-6

吸气，弯曲右膝，右脚脚掌踩地，双手抱住右大腿后侧。

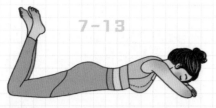

7-13

呼吸，屈小腿，小腿远离地面。

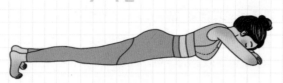

7-12

身体俯卧，脚尖点地，双臂
交叠，头贴在上面。

注意事项： 每一次向上抬起大腿时，尽量不要过度挤
压腰椎。同时，还要尽可能地感知膝盖到大腿的力量。

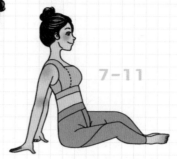

7-11

呼气，双膝慢慢倒向右侧。吸气，
回收双膝。正常呼吸，左右交替练习。

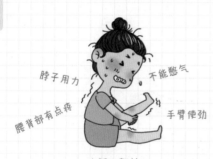

脖子用力   不能憋气

腰背部有点疼   手臂使劲

大腿在颤抖

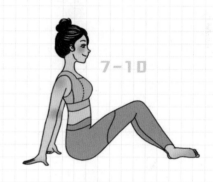

7-10

呼气，双膝慢慢倒向身体左侧，膝
盖下沉找地。吸气，回收双膝。

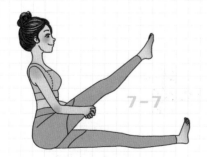

7-7

呼气，慢慢将右腿伸直并抬起。
吸气，收回右腿。重复练习 8~10 次。

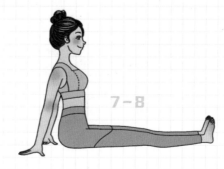

7-8

吸气，双手放在身体后侧，轻轻推地。双腿并
拢伸直，脚尖朝上，腰背挺直延展，手臂伸直。

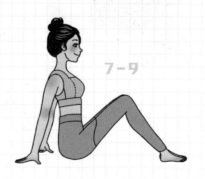

7-9

呼气，弯曲双膝，两脚掌
踩地。保持一次呼吸。

21

8

泡沫轴放松肌群

体式功效: 上班久坐容易导致肌肉无力甚至萎缩,用泡沫轴或者狼牙棒可以放松紧张的肌肉,激活或恢复肌肉正常的弹性。同时,泡沫轴或狼牙棒对于经络的疏通也能起到很好的作用。

注意事项: 为了更好地滚动泡沫轴,不要把全部力量放在手掌上,而应该收紧腹部核心力量。

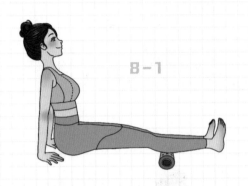

8-1

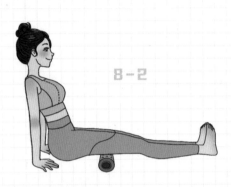

8-2

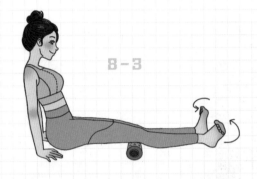

8-3

端坐,双手放在臀部后方,撑地,指尖朝向臀部。双腿向前并拢伸直,小腿肚放在泡沫轴上,臀部稍稍离地,前后滚动泡沫轴。

大腿放在泡沫轴上,臀部稍稍离地,前后滚动泡沫轴。

膝盖窝放在泡沫轴上,双脚内外摆动。

练习次数: 3~5次

难度系数: ★★★

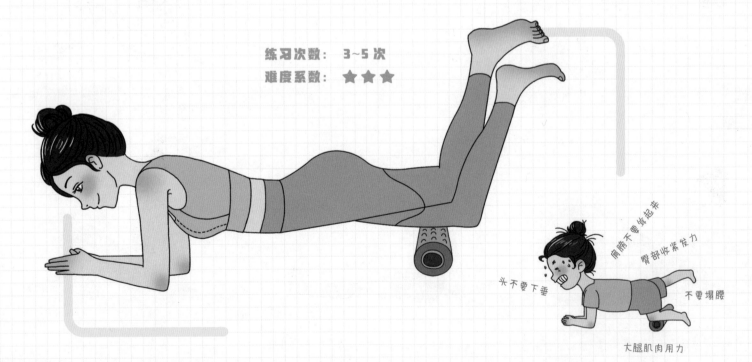

头不要下垂

肩膀不要耸起来

臀部收紧发力

不要塌腰

大腿肌肉用力

22

注意事项： 不要耸肩，以免给肩膀带来过大的压力。　　　　**注意事项：** 收紧腹部核心，不要塌腰。

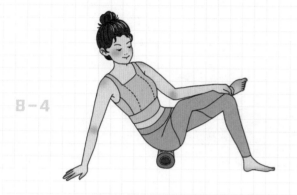

B-4

右手掌打开，撑地，左脚也撑住地面。右腿屈膝，右脚脚踝搭在左腿上，左手抓住右脚脚踝。臀部坐骨坐在泡沫轴上，前后滚动泡沫轴。

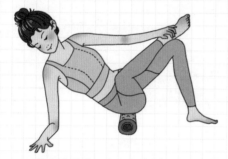

B-5

屈右手手肘，身体向右侧倾斜，继续前后滚动泡沫轴。

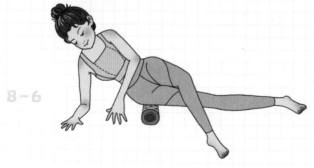

B-6

保持屈右手手肘，左腿绕过右腿，左脚踩在地面上，左手轻轻点地辅助。右大腿外侧搭在泡沫轴上，前后滚动泡沫轴。

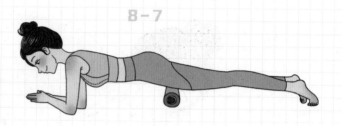

B-7

俯卧，脚尖点地，屈肘，双手掌心相合，手臂支撑地面。双腿前侧搭在泡沫轴上，收紧腹部核心和大腿肌肉，前后滚动泡沫轴。

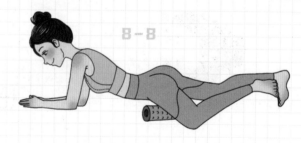

B-8

左腿屈膝，大腿内侧搭在泡沫轴上，左右来回滚动泡沫轴。

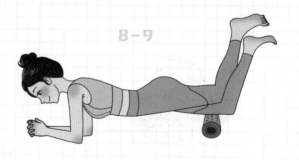

B-9

双手交叉，左右膝盖交叠屈膝，大腿前侧搭在泡沫轴上，前后滚动泡沫轴。

注意事项： 放松侧腰时，腿脚发力有助于滚动泡沫轴。

右侧卧，右手手臂向上伸直，左侧手臂屈肘，左手手掌轻轻支撑地面，屈双膝。侧腰搭在泡沫轴上，前、中、后分别滚动泡沫轴。

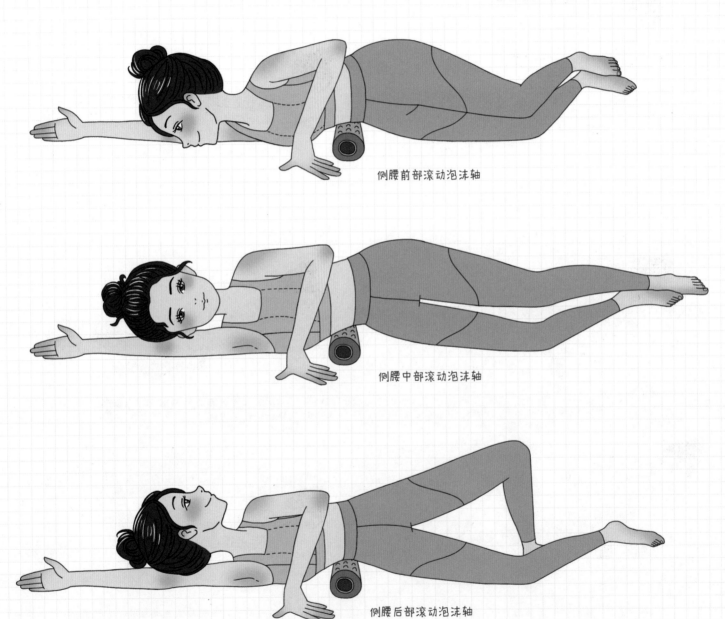

侧腰前部滚动泡沫轴

侧腰中部滚动泡沫轴

侧腰后部滚动泡沫轴

注意事项： 在肋骨、腋窝、手臂内侧滚动泡沫轴时，最好收紧臀部，不要塌腰。

注意事项： 在背部和颈部滚动泡沫轴时，腰部适当发力可以协助泡沫轴更好地滚动。

8-11

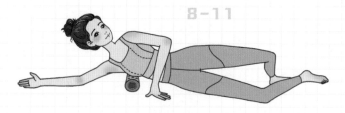

继续侧卧，肋骨搭在泡沫轴上，一脚踩地用力，使泡沫轴前后滚动。

8-12

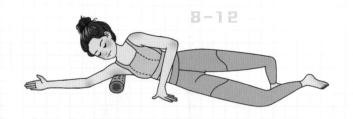

继续侧卧，腋窝搭在泡沫轴上，一脚踩地用力，使泡沫轴前后滚动。

8-15

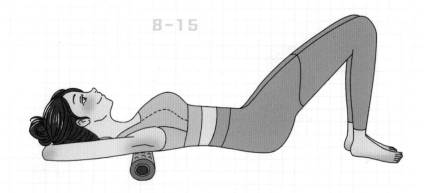

仰卧，双手抱住后脑勺，屈双膝。背部放在泡沫轴上，前后滚动。

8-13

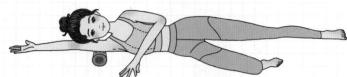

继续侧卧，下面的腿屈膝，上面的腿蹬直。下侧手臂伸直，手臂内侧的肱三头肌放在泡沫轴上，前后滚动泡沫轴。

8-14

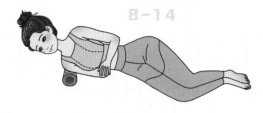

收回手臂，双手交握，屈双膝，手臂外侧的三角肌放在泡沫轴上，前后滚动泡沫轴。

8-16

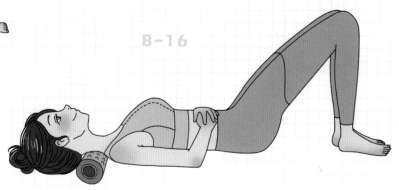

收回双手，手掌交叠放在腹部。颈部搭在泡沫轴上，左右缓慢转头。

9

坐姿伸展

体式功效：办公室久坐一族，大多都会有腰背酸痛的感觉，甚至存在腰肌劳损的问题，这套理疗瑜伽有助于这类人腰部症状的自我康复。

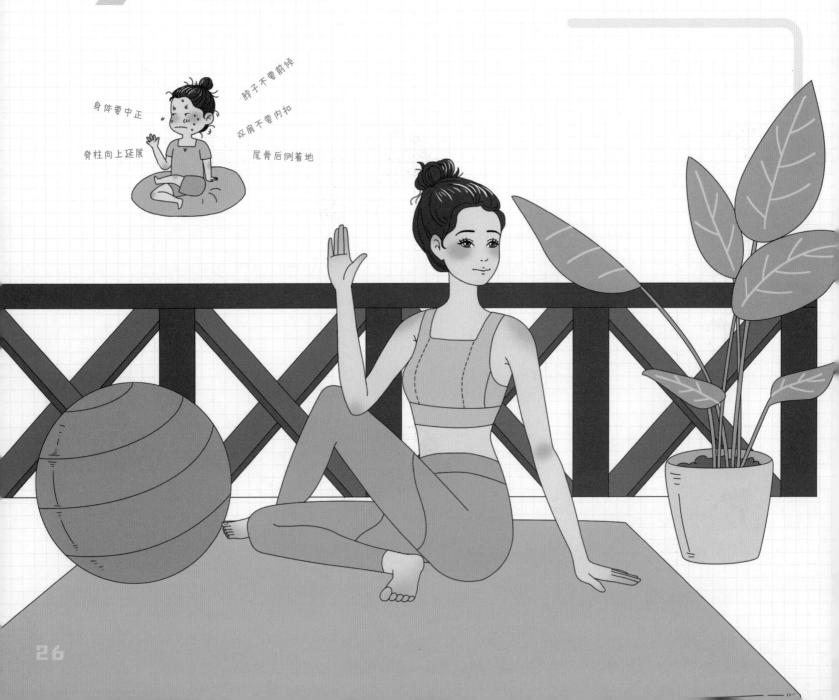

身体要中正

脊柱向上延展

脖子不要前倾

双肩不要内扣

尾骨后侧着地

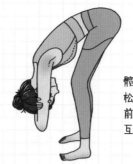

山式站立，双脚分开与髋同宽，呼气，脊柱完全放松，从颈椎开始一节一节地前屈向下，微微屈膝，双手互抱手臂，保持20~30秒。

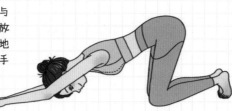

跪立，脚尖点地，大腿和手臂垂直于地面，用手臂撑起身体。吸气，双手慢慢向前伸展到最远，保持臀部在膝盖的上方。呼气，胸口下压，额头点地，保持手臂伸直，腋窝和胸口不断下压，腹部微收。

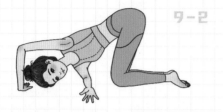

跪立，小腿、脚背贴紧地面，手臂、大腿垂直地面。将右手臂从身体前侧穿过，脊柱向右扭转，头贴在地面上，保持20~30秒。

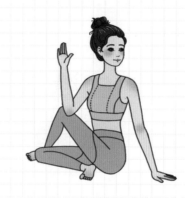

坐立，伸直双腿，屈双膝，将左腿放在右大腿的外侧，右脚放在左侧臀部的外侧，吸气，延展脊柱；呼气，向左扭转，左手支撑地面，右手肘抵住左大腿外侧，保持20~30秒。

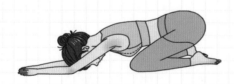

跪立，双腿分开略大于髋部，臀部尽量坐在脚后跟上，身体前屈向下，手臂伸展，前额点地，保持20~30秒。

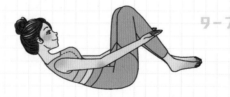

仰卧，双腿弯曲，双脚离地，腹部用力，头与肩向上抬起，双手分别放在腿两侧。保持5~7秒，呼气，回到仰卧屈膝姿势。

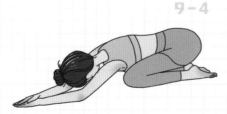

双手交叠并移向身体的左前方，感觉右侧侧腰和下背部向远处逐渐伸展。吸气，双手移动到右侧的远处。

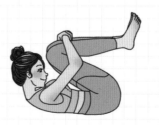

双手抱住双膝，额头尽量碰触膝盖，肩胛骨远离地面。

燃脂瑜伽，睡前也不忘塑身

家务活儿忙完，追剧时间到，不如顺便做一套燃脂瘦身瑜伽，不仅能让肚子变小，大腿变细，还能开肩美背，最重要的是拉伸了僵硬的身体，放松了全身。

1 颈部扭转

体式功效：调理气息，缓解一天的乏累，矫正驼背，灵活肩关节和颈部。

注意事项：提胸腔、收下巴。

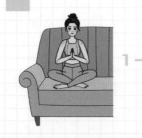

1-1

盘腿端坐，尾骨均匀稳定地压在垫子上，双手在胸前合十，身体向上延伸，感受头顶百会穴向上延展，保持均匀呼吸。

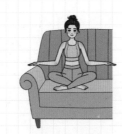

1-2

双臂向两侧打开，小臂平行于地面，掌心朝下，让手肘尽量向前推开，双手向背部后侧伸展。

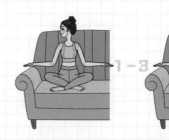

1-3

保持肩膀稳定，呼气时，向右转头，眼睛望向右方；吸气时，头转向另一侧，眼睛望向左方。重复练习5次。

2 仰卧拉腿

体式功效：拉伸臀腿部肌肉，有利于放松僵硬的双腿，促进血液循环，消除水肿。

注意事项：全程需要缓慢呼吸，呼气时让身体尽可能地放松。

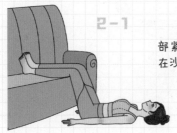

2-1

仰卧，大腿及臀部紧靠沙发，小腿放在沙发上。

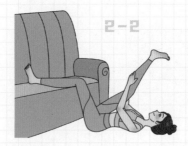

2-2

呼气，屈手肘，双手去拉右腿，尽量让右腿靠近胸腹部，感受腿部后侧的拉伸，保持缓慢的呼吸，停留1~2分钟。换左腿做同样的拉伸。

3

跪姿开肩

体式功效：这套动作有利于翘臀细腰，告别含胸驼背，使腰背更挺直。

注意事项：腋窝及胸腔随着每一次呼气慢慢地下压，臀部向上延展。

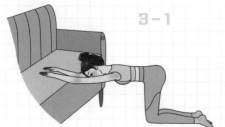

3-1

双腿分开与肩同宽，双膝跪地，大腿垂直于地面，脚背贴地。双手放在沙发上。

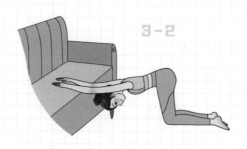

3-2

呼气，将腋窝及胸腔往下压向地面，尾骨向后、向上延伸。

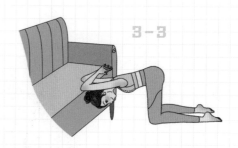

3-3

保持上身下压姿势，屈手臂，双手手肘顶住沙发，双手手指大大地分开，合掌，伸向肩胛骨。

手掌并拢

肩胛下沉，不要耸肩

臀部向上、向后延展

胸部向外扩展

后腰挺直，不要塌腰

练习次数：4~6 次

难度系数：★ ★ ★

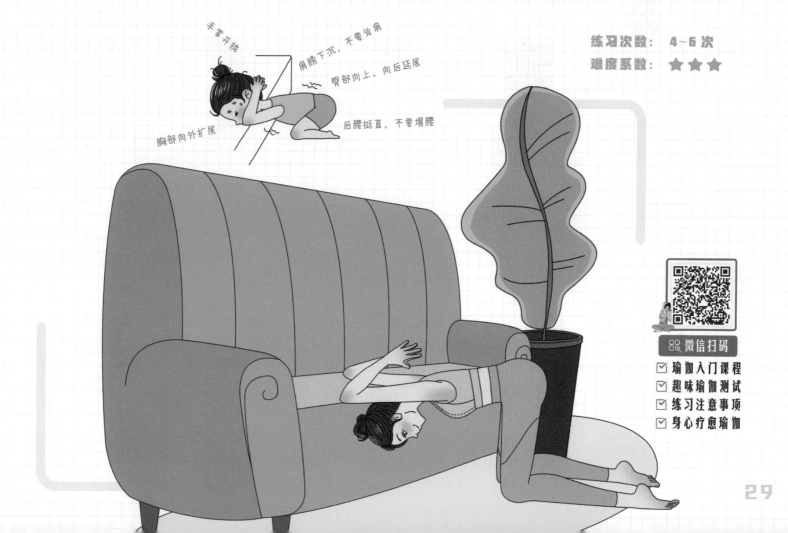

4

体式功效：深度拉伸大腿内侧以及腹股沟，可促进排毒，还有利于瘦腿、收腹，缓解腰酸背痛。

注意事项：全程腰背要挺直，髋部要摆正。不要把身体重心都放在腿上，要收紧腹部核心，保持平衡。

练习次数：4~6 次

难度系数：★ ★ ★

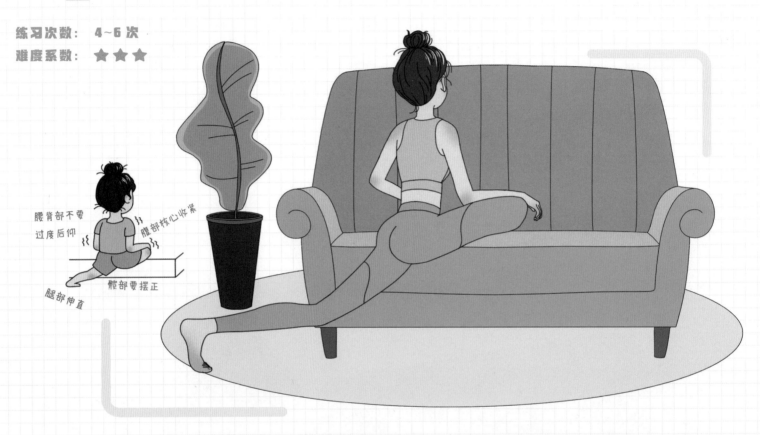

腰背部不要过度后仰

腹部核心收紧

腿部伸直

髋部要摆正

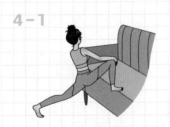

4-1

右脚踩在沙发上，左腿向后伸直并下压，左脚脚尖抓地，右手放在右膝上，腰背部稍稍后倾。

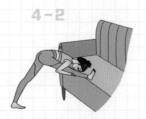

4-2

头部不动，双肘弯曲，两臂放在右腿两侧，左脚踩实地面。右腿蹬直，右脚脚尖回勾。呼气，身体下压，额头贴近右腿。

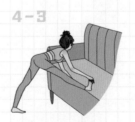

4-3

吸气，上半身抬起，右手抓右脚趾。

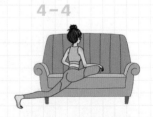

4-4

呼气，左腿尽量伸直，左脚脚趾抓地，右腿弯曲向右侧倒，身体下压，右腿放在沙发上，腰背挺直。

5

上、下犬式

体式功效：利用沙发练习上犬式与下犬式，让身体瞬间充满能量，练出好体态。

注意事项：全程保持正常呼吸，不要憋气。可反复练习这一套流畅的动作。

5-1

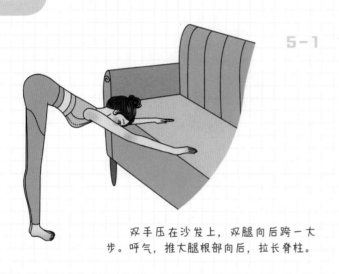

双手压在沙发上，双腿向后跨一大步。呼气，推大腿根部向后，拉长脊柱。

5-2

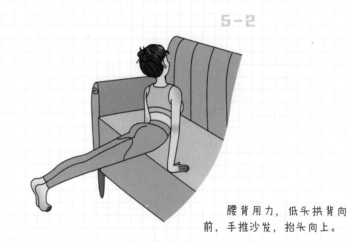

腰背用力，低头拱背向前，手推沙发，抬头向上。

6

开肩后弯

体式功效：沙发辅助开肩后弯，有利于舒展腋窝、开肩开背，可瘦肚子、大腿、手臂，还能改善含胸驼背等体态，赶走坏情绪。

注意事项：做后弯动作时，一定要收紧臀部和腹部核心，否则身体容易失去平衡。

6-1

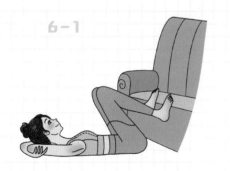

臀部靠近沙发仰卧，弯曲双膝，双脚稍稍分开，踩在沙发边缘。双手抱肘，枕在头部。

6-2

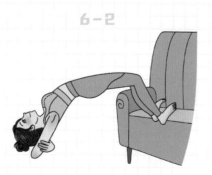

双脚发力，依次抬起大腿、臀部、腰部、背部、双肩，手臂撑地。

6-3

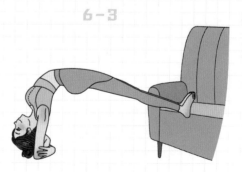

如果可以做到，尽量让上半身后弯至与地面垂直。

7

跪姿左右抬腿

体式功效：这组动作锻炼了臀腿部位的肌肉，可以使臀部更有线条感，还能瘦腿。

注意事项：除了需要外展的那条腿，身体其他部位都要保持不动。

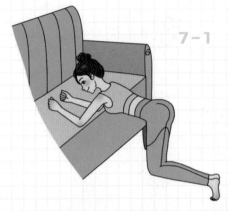

7-1

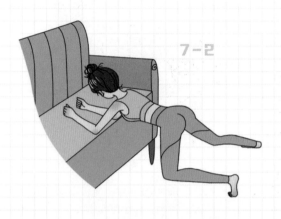

7-2

前臂分开，与肩同宽，放在沙发上。双腿并拢，跪在地上（也可跪在瑜伽垫上），大腿与小腿垂直。

将两条大腿依次交替向外侧展开至自己能承受的最大程度，感受臀部外侧发力。重复操作8~10次。

8

上下交替抬腿

体式功效：这组动作可促进腹部脂肪燃烧，消除腹部多余的脂肪。

注意事项：背部及臀部紧贴地面，抬腿时不要憋气。

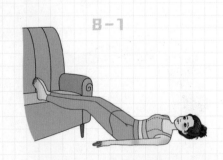

8-1

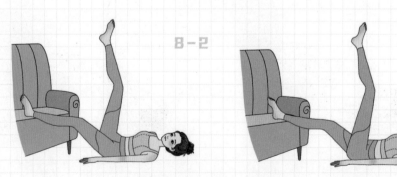

8-2

平躺在地上（也可平躺在瑜伽垫上），双腿并拢放在沙发上，双手自然地放在身体两侧。

腹部收紧，保持均匀呼吸，上下交替抬腿。重复操作10~15次。

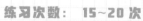

9

仰卧抬起

体式功效： 使腹部肌肉得到锻炼，能有效减少腹部脂肪，还可以增强腹部肌肉的力量。

注意事项： 腹部始终保持收紧状态，保持自然顺畅的呼吸。

练习次数：15~20 次

难度系数：★ ★ ★

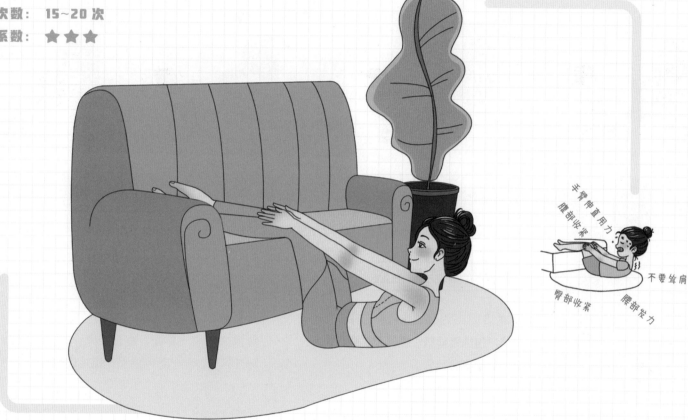

手臂伸直用力
腹部收紧
不要耸肩
臀部收紧
腰部发力

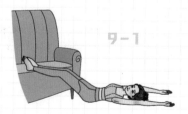

9-1

继续保持仰卧姿势，双手伸直举过头顶。

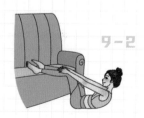

9-2

呼气，腹部收紧，上半身抬起，手臂向沙发方向伸展，手臂尽量贴近膝关节。

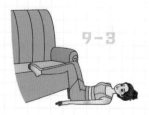

9-3

吸气，轻轻地放下上半身和手臂，双手放在身体两侧，双脚踩在沙发边缘。

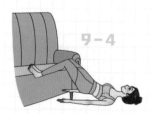

9-4

腰臀发力，依次抬起臀部、腰部和背部，停留一会儿。

10

撑起交替抬腿

体式功效：长期坚持练习这套动作，可以使腹部肌肉变得紧实，双腿变得纤细。

注意事项：手臂不要过度发力，可以微微弯曲，以免受伤。

10-1
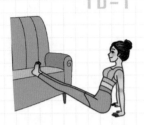

双脚放在沙发上，双手撑地，双手指尖朝向臀部。

10-2
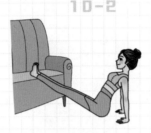

吸气，手臂用力，臀部发力，尽量抬起臀部。

10-3
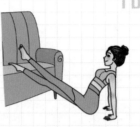

呼气，腹部收紧，左右交替抬腿，再依次放下抬起的腿和臀部，调整呼吸，重复动作10~15次。

11

平板支撑抬膝

体式功效：这套动作锻炼了许多核心肌群，包括腹横肌、腹斜肌、腹直肌，对瘦肚子十分有效。

注意事项：躯干伸直，头部、肩部、胯部和踝部保持在同一平面，腹部收紧，盆底肌收紧，脊柱延长，眼睛看向地面，保持均匀呼吸。

11-1
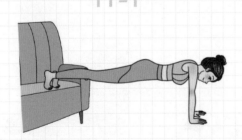

俯卧，双脚踩在沙发上，双腿伸直，双手分开与肩同宽，手掌用力撑地，身体呈平板支撑状。

11-2
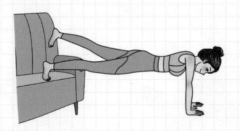
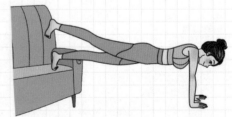

腹部收紧，臀腿发力，双腿交替向上抬起。重复动作10~15次。

12

并脚蛙式伸展

体式功效：充分拉伸全身，舒缓肌肉的紧张，放松紧绷的神经。

注意事项：膝盖尽量下压，腰部不要过度用力，腹部收紧。

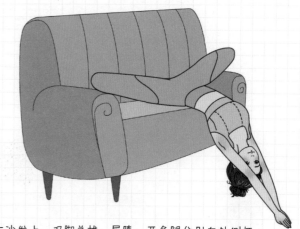

仰卧，臀部放在沙发上，双脚并拢，屈膝，两条腿分别向外侧打开。头顶点地，双手向头顶上方伸直，双手合掌。

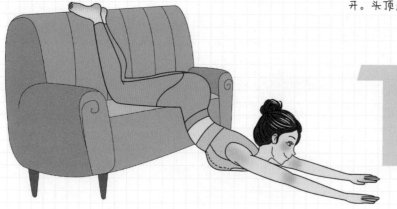

面朝下，双腿并拢，大腿放在沙发上，小腿和脚背可以放在沙发靠背上，尽量使胸部和下巴着地，如果做不到，可以使胸部和下巴接近地面，双手向前伸展。

13

俯卧开肩拉伸

体式功效：放松僵硬的肩膀，消除身体的疲劳。

注意事项：双手分开与肩同宽，自然放松即可。

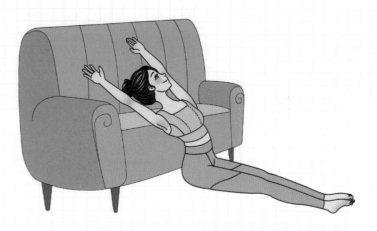

14

仰躺全身拉伸

体式功效：使全身得到放松，大脑神经得到舒缓。

注意事项：腰背若是觉得吃力，可以垫一个靠枕。

仰卧，肩膀靠在沙发边缘，双腿伸直，头部向后仰，双手上举过头顶，眼睛看向斜上方，停留一会儿。

15

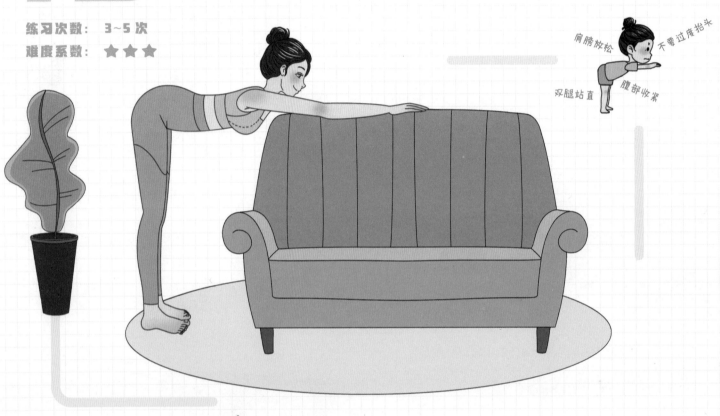

站立拉弓

练习次数：3~5 次

难度系数：★★★

体式功效：纠正驼背和脊柱弯曲，去除腿部多余脂肪，调节身体平衡。

注意事项：上抬左右腿时，双腿都要伸直，同时保持顺畅呼吸，不要憋气。抬腿幅度量力而行，不要勉强。

肩膀放松　不要过度抬头

双腿站直　腹部收紧

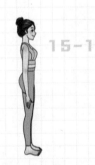

15-1

双脚并拢，身体自然站立，双臂自然地放在身体两侧，眼睛看向前方。

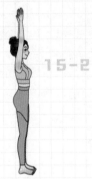

15-2

双臂向上高举，大臂紧贴两侧耳朵，身体保持直立，双肩下沉。

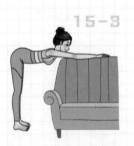

15-3

呼气，身体前屈，直到背部与双腿呈直角，双手手臂放在沙发靠背上，眼睛看向双手。

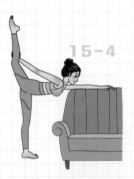

15-4

吸气，右手辅助，向上尽可能地拉伸右腿，停留一会儿。再换另一条腿练习。

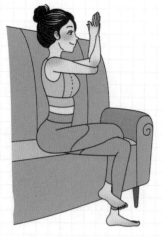

16

坐姿鸟王式

体式功效：消除手臂和腿部多余脂肪，放松肩颈肌肉。

注意事项：手臂缠绕后尽量上抬，腰背挺直，不要驼背或者塌腰。

坐在沙发边缘，目视前方。双腿缠绕，弯曲手肘，小臂缠绕，双手合掌。

17

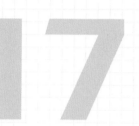

脊柱扭动式

体式功效：缓解侧腰肌肉的紧张和僵硬，消除侧腰多余脂肪。

注意事项：扭转脊柱时，臀部不要抬起。

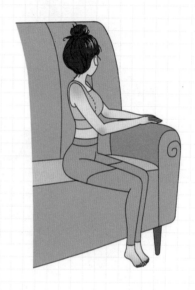

坐在沙发上，呼气，上半身连同双手一起转向沙发的左侧，同时向左转头，眼睛看向斜后方，停留一会儿。再换另一侧做同样动作。

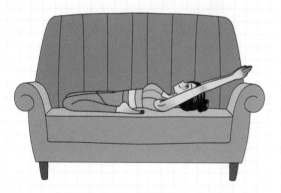

18

跪坐在沙发上，脚背朝下，脚趾朝后，臀部落在两脚之间。呼气，身体缓缓向后躺，尽量让背部平躺在沙发上，手臂可以落在沙发上，也可以向头顶方向伸直。

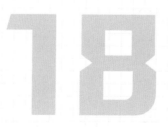

卧英雄式

体式功效：拉伸大腿外侧的肌肉，放松双腿，还可以消除手臂上多余的赘肉，放松双肩。

注意事项：膝盖要尽量下压，不要抬起。

19

鸽子式变形

体式功效：减少大腿脂肪，防止臀部下垂，拉伸脚背，灵活双臂、双腿、肩部的关节，还有利于矫正腰椎异常。

注意事项：腰部不要过度用力扭动，身体要充分舒展，尽可能打开胸腔。

练习次数：5~8 次

难度系数：★ ★ ★ ★

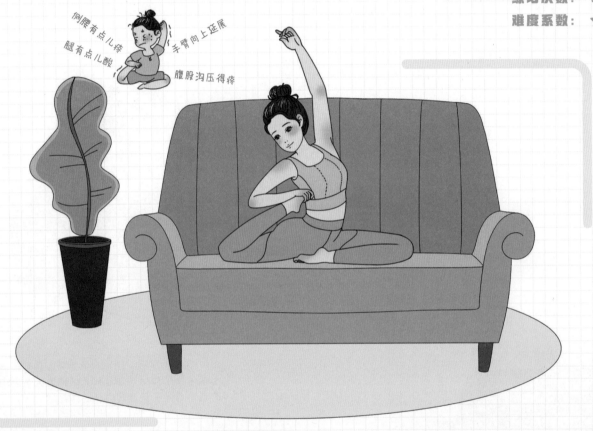

侧腰有点儿疼
腿有点儿酸
手臂向上延展
腹股沟压得疼

19-1

端坐在沙发上，左腿向内弯曲。脚后跟收至会阴处，右腿自然向外侧伸直打开，腰背挺直，目视前方。

19-2

吸气，弯曲右腿，右肘弯曲套住右脚，伸出左手，左右手于胸部右侧十指相扣，保持数秒。

19-3

呼气，左手绕至脑后，与右手相扣，右腿弯曲，右脚搭在右手臂上，胸腔前推，眼睛看向左前方，停留一会儿。

19-4

如果做不到，可以用右手抓住右脚，左手向上延展，身体向右侧后弯，右脚尽量靠近腰间。

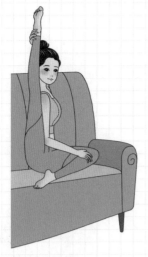

20

体式功效：减少大腿脂肪，矫正腰椎异常，挺拔身姿。

注意事项：腿部不要勉强上抬，尽力而为即可，避免拉伤。左手如果够不到右脚脚踝，可以抓右脚脚趾。

端坐在沙发上，腰背挺直，左腿弯曲，左脚脚后跟收至会阴处。呼气，右脚向上抬起，左手绕过头部尽可能抓住右脚脚踝，稍作停留。换另一侧练习。

21

劈叉变式

体式功效：腿部、腹部和臀部肌肉都处于收紧状态，有瘦全身的功效。

注意事项：如果不能直接劈叉，可以收回前面那条腿，让脚后跟贴近会阴处。

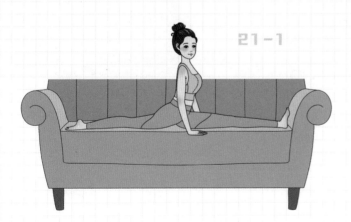

21-1

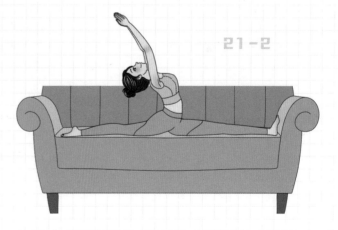

21-2

坐在沙发上劈竖叉，前面那只脚的脚尖朝上，后面那只脚的脚尖朝下，双手自然地放在身体两侧。

呼气，双手向上高举，双掌合十。再次呼气，身体缓缓向后倾，头部后仰，目视上方。

22

双腿背部伸展式

体式功效： 缓解腰背酸痛不适，还可以促进下肢血液循环，预防双腿静脉曲张。

注意事项： 脊柱延展，脖子放松，不要拱背。

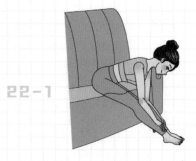

22-1

端坐在沙发边缘，伸直双腿，向前、向下弯腰，两小臂分别放在两小腿上。

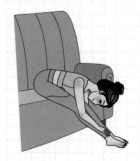

22-2

呼气，继续下弯，胸部尽量贴近腿部，充分感受腿后侧的拉伸。

23

23-1

23-2

单腿后侧伸展式

体式功效： 锻炼双腿后侧，促进腿部的血液循环，发挥瘦腿功效。

注意事项： 腰背始终挺直，伸直小腿时，脚掌回勾；下落时，脚背绷直。

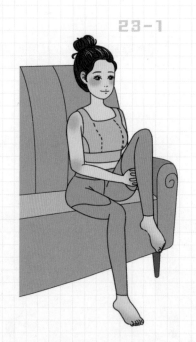

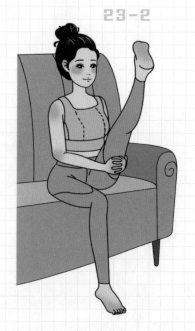

端坐在沙发边缘，眼睛正视前方。屈双膝，小腿与地面垂直。吸气，双手十指交叉托住左腿后侧，抬起左腿。

呼气，慢慢伸直左腿，停留一会儿。再换右腿练习。

24

单腿伸展

体式功效： 充分伸展大腿和手臂，可消除这两个部位多余的脂肪。

注意事项： 为了保持平衡，腹部、臀部和双腿都要发力。

练习次数： 5~8 次

难度系数： ★★★

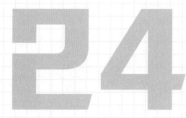
手臂找耳朵

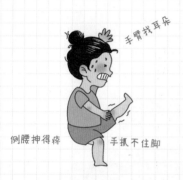
侧腰抻得疼　　手抓不住脚

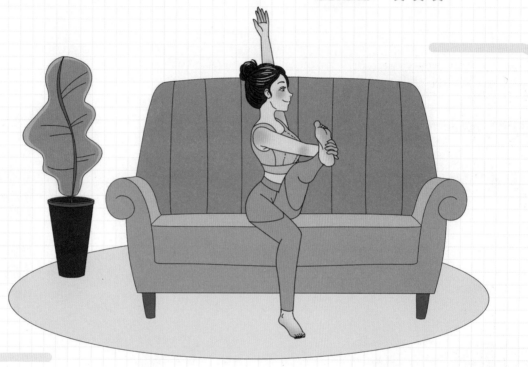

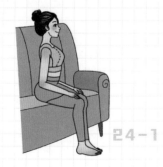
24-1

端坐在沙发边缘，屈双膝，小腿与地面垂直。

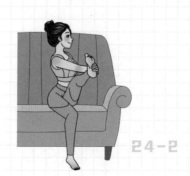
24-2

呼气，左腿向前伸直，右手绕过左脚背去抓左脚掌。

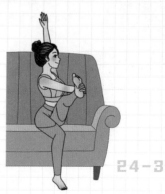
24-3

吸气，左手向上伸直，手臂尽量贴近左耳，五指并拢。保持一会儿，换另一侧练习。

肩倒立式

练习次数： 2~3 次
难度系数： ★★★★

体式功效： 使腹部器官的静脉血排出，从而刺激动脉血流入腹部，促进消化。

注意事项： 本动作难度较高，如果做不到不要勉强，可以考虑靠墙坐。

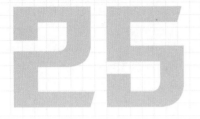

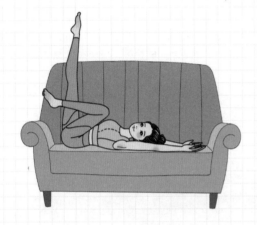

25-1

仰卧在沙发上，双手自然地举过头顶，双腿向上抬起至垂直沙发。吸气，左腿屈膝，左大腿贴近腹部。呼气，左腿伸直，再换另一条腿练习。

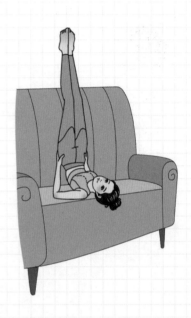

25-2

呼气，双腿贴在沙发靠背上，向上伸直，上半身躺在沙发坐上，双手用力支撑臀部，上臂紧贴沙发，咽部、下巴和脸部放松，保持这一姿势数秒。

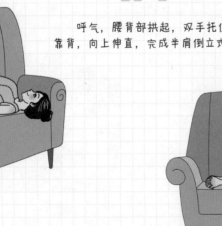

25-3

呼气，腰背部拱起，双手托住后臀，双腿离开沙发靠背，向上伸直，完成半肩倒立式，保持正常呼吸。

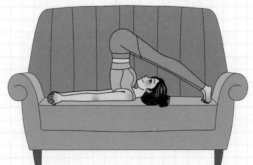

25-4

在沙发上仰卧，吸气，双腿越过头顶，向头顶方向伸直，肩倒立，脚趾支撑在沙发座上，双手在身后与上半身保持垂直状态，十指相扣，尽量平稳呼吸。

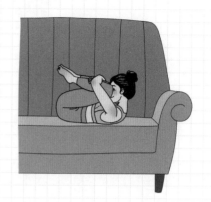

呼气，放下肩膀、背部、腰部、臀部，双腿弯曲，双臂环抱住双腿，头部抬起，额头碰触膝盖，充分放松全身。

身体平衡

髋部摆正　　　　双腿伸直

大臂外旋下压

手臂拉直　臀部内收

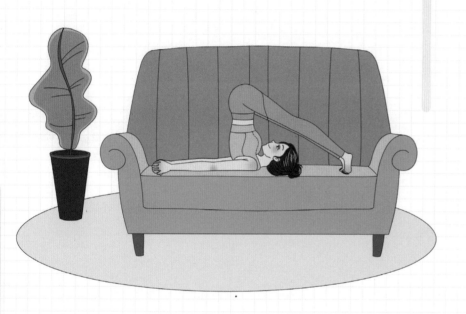

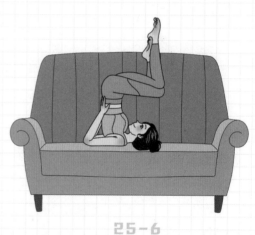

25-6

继续保持肩倒立的姿势，双手扶住腰部，双腿屈膝，左腿绕过右腿，两腿缠绕在一起。调整呼吸。非专业人士不要轻易尝试。

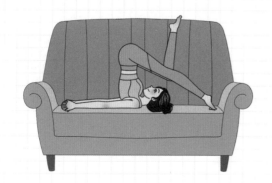

25-5

保持正常呼吸，交替抬起左、右小腿，抬起的小腿要垂直于地面。

43

放松瑜伽，安睡一整晚

睡前做一做放松瑜伽，舒展身体，刺激副交感神经系统中负责休息的部分，帮助人体更快地进入睡眠状态，提升一整晚的睡眠质量。

1

方块式

体式功效：拉伸后腰和背部，消除疲劳、缓解酸痛，同时改善腿部酸胀不适。

注意事项：如果膝关节不舒服，可将小腿交叉做变体式，俯身过程中腰背部不要拱起。

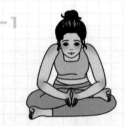

1-1　吸气，盘腿坐在床上，两手肘分别搭在两大腿或两膝盖上，自然延展脊柱。呼气，双手在身体正前方指尖相对，折髋部向前、向下。随着每一次呼气，加大向前、向下的力度。

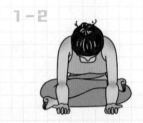

1-2　呼气，继续向下俯身，双臂分开，与肩同宽，随上身移动向前、向下压，直到把手臂放在床上。保持顺畅呼吸，充分感受大腿内侧的拉伸。

2

蜻蜓式

体式功效：拉伸大腿后侧，放松后背，释放压力。

注意事项：俯身向下时不要拱背，尽量让肚脐贴近床面，大腿伸直，膝盖窝下压。

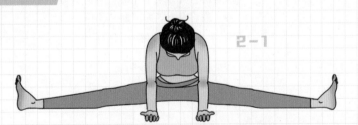

2-1

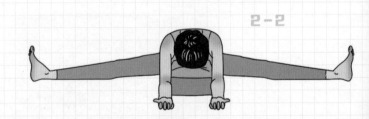

2-2

坐在床上，双腿自然张开，脚趾向上，放松。吸气，延展脊柱；呼气，慢慢往下、往前趴，双肩放松，双手放在床上，手心朝上。

呼气，继续向前趴，直到额头贴近床面。有需要的话，可以垫一个枕头，额头放在枕头上，保持自然顺畅的呼吸。

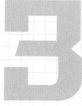

3

体式功效： 有效减轻下背部的压力，缓解腰背疼痛，有效刺激腿外侧的胆经，促进排毒。

注意事项： 侧弯时，如果髋部或者膝盖感觉肌肉紧张，可以用手臂支撑更多的重量。

侧鞋带式

练习次数： 3~5次

难度系数： ★★★

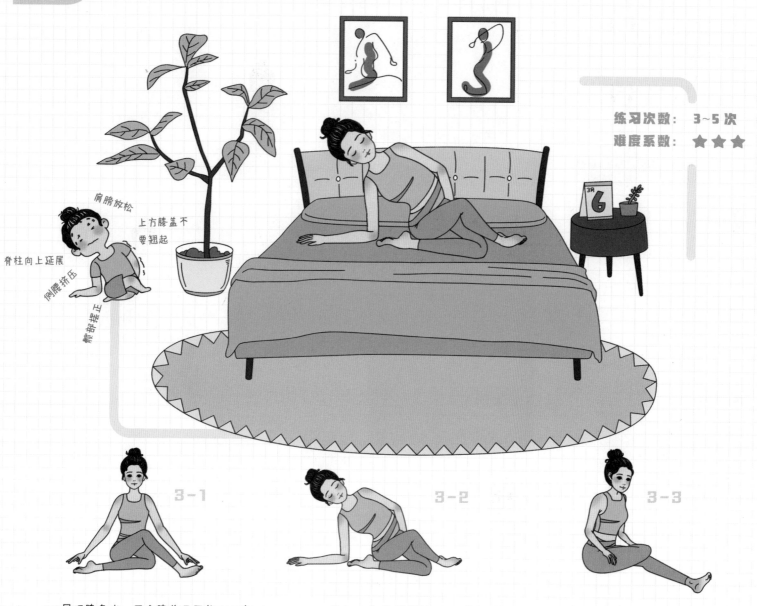

肩膀放松
上方膝盖不要翘起
脊柱向上延展
侧腰挤压
髋部摆正

3-1 屈双膝盘坐，两个膝盖尽可能在一条直线上。双手自然地放在身体两侧，目视前方。吸气，脊柱向上延展。

3-2 呼气，身体慢慢地向一侧弯，同侧小臂放在床面上，大臂最好垂直于床面。保持一会儿，换另一侧练习。

3-3 身体回正，右腿保持弯曲，左腿伸直，吸气，身体微微下压。呼气，身体回正。换另一条腿练习。

4 手臂伸展式

体式功效：瘦手臂，改善"蝴蝶袖"，放松大脑，舒缓身心。

注意事项：臀部坐实床面，不要抬臀，脊柱向上延展。

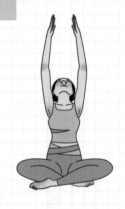

4-1

盘坐在床上。吸气，手臂分开与肩同宽，并向上伸展，手掌相对，抬头，眼睛看向指尖方向。

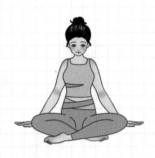

4-2

呼气，低头，同时双手手臂自然下落至体侧。

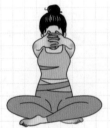

4-3

吸气，十指相扣，拱背，手臂向前，手背朝外推出。

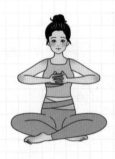

4-4

呼气，直起腰背，收回手臂，双手交叉放在胸前，手背仍朝外。

5 金刚坐牛面式

体式功效：充分打开背部，帮助肩膀恢复灵活性，缓解肩膀肌肉的僵硬。

注意事项：双腿可以金刚坐、莲花坐，也可以简易坐。

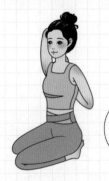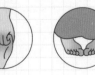

金刚坐在床上，双脚并拢，大脚趾相触，臀部落在脚后跟上。双手背后十指交扣，脊柱向上延展，胸腔打开。

6

侧腰伸展式

体式功效： 缓解腰酸背痛，并减少侧腰多余脂肪。

注意事项： 如果可以做到，不妨让左手小臂落在床上。

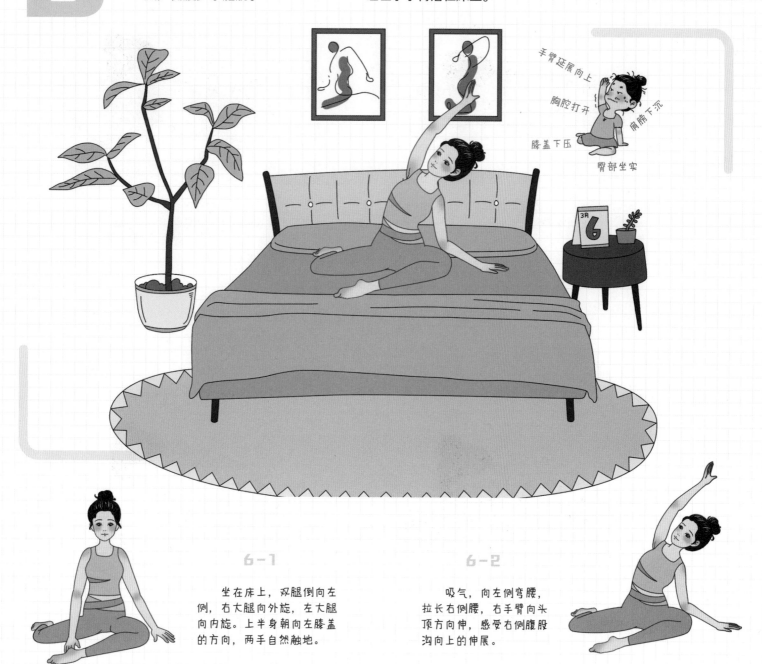

手臂延展向上
胸腔打开
肩膀下沉
膝盖下压
臀部坐实

6-1

坐在床上，双腿倒向左侧，右大腿向外旋，左大腿向内旋。上半身朝向左膝盖的方向，两手自然触地。

6-2

吸气，向左侧弯腰，拉长右侧腰，右手臂向头顶方向伸，感受右侧腹股沟向上的伸展。

47

7

体式功效：缓解背部肌肉的僵硬，柔韧整条脊柱，灵活背部，有效减轻女性生理期的不适。

注意事项：背部不要拱起，肩膀要放松，腹部内收。

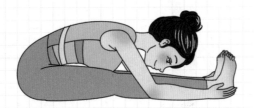

7-1

坐在床上，双腿向前伸直。吸气，折髋部向下，上半身前屈，鼻尖贴近小腿，两小臂放在床上。

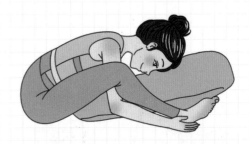

7-2

如果身体柔韧性不够，可以在双腿之间垫一个枕头。屈双膝，上半身前屈，双手从腿下穿过，小臂和手自然地放在床上，掌心朝上，额头落在枕头上。

8

体式功效：伸展下背部的肌肉群，拉伸腿部内侧韧带，促进髋关节和盆腔的血液循环。

注意事项：腹部内收，腰背拱起，保持顺畅呼吸。

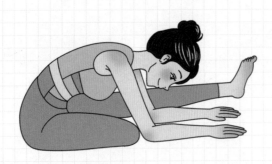

8-1

端坐，屈右膝，右脚跟抵住会阴，左脚向左侧展开。呼气，上半身前屈向下，两小臂在体前撑地。

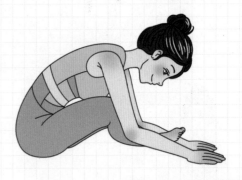

8-2

身体回正，屈双膝，双脚脚掌相对并拢。呼气，上半身前屈向下，手臂自然向前伸展。

9

跪坐双臂伸展

体式功效：能使大腿和手臂一起变瘦，还可以调节情绪，释放压力。

注意事项：收做动作时，收紧腹部有助于保持身体平衡。

练习次数：6~8 次

难度系数：★ ★

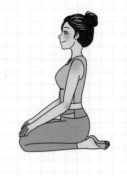

9-1

跪坐，双腿并拢，臀部坐在脚后跟上，腰背挺直，手臂自然地放在大腿或膝盖上。头部摆正，眼睛正视前方。

9-2

吸气，脊柱向上延展，臀部向上抬起，直至大小腿垂直。双手手臂向前平举，掌心朝下。

9-3

呼气，手臂不动，臀部缓缓向后坐，直至臀部接近或触碰到脚后跟。

手臂略微下沉

腹部收收收

大腿发力

双肩打开下沉

腰背挺直

臀向后坐

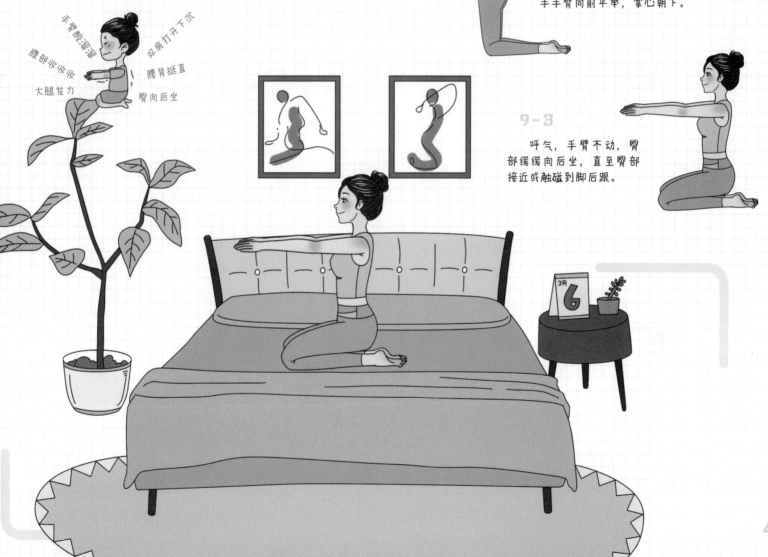

10

全莲花跪姿

体式功效： 这套瑜伽动作可以一边看手机一边进行，可滋养中枢神经，缓解肌肉紧张，消除疲劳和压力。

注意事项： 腰背挺直，不要拱背，也不能塌腰，腹部收紧。实在做不到全莲花坐也可以换成简易坐姿势。

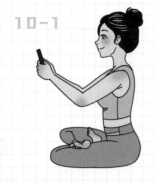

10-1

盘腿坐在床上，髋部摆正，腰背挺直。

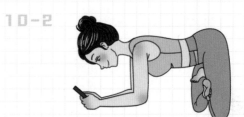

10-2

呼气，身体前倾，抬起臀部，让双膝着地，臀部向上收紧，手肘和小臂撑地，大臂与床面垂直。

11

青蛙趴

体式功效： 瘦腿提臀，还有利于排毒，缓解痛经不适。

注意事项： 两小腿尽量平行。呼气时，髋部尽可能下沉。

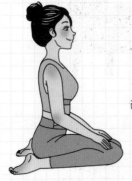

11-1

跪坐在床上，臀部坐在两脚之间，脚背贴床。

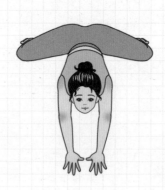

11-2

身体前屈，贴向床面，双臂向前延伸。两大腿内侧肌肉收紧，尾骨内收，双膝向两侧打开，臀部向下压。

12

体式功效：舒展骨盆、髋部和下背部，放松全身，消除身体疲劳，减轻精神压力。

注意事项：身体前屈向下时不可以弓背，而且臀部也要往下压，不要高高翘起。

练习次数：3~5 次

难度系数：★★★

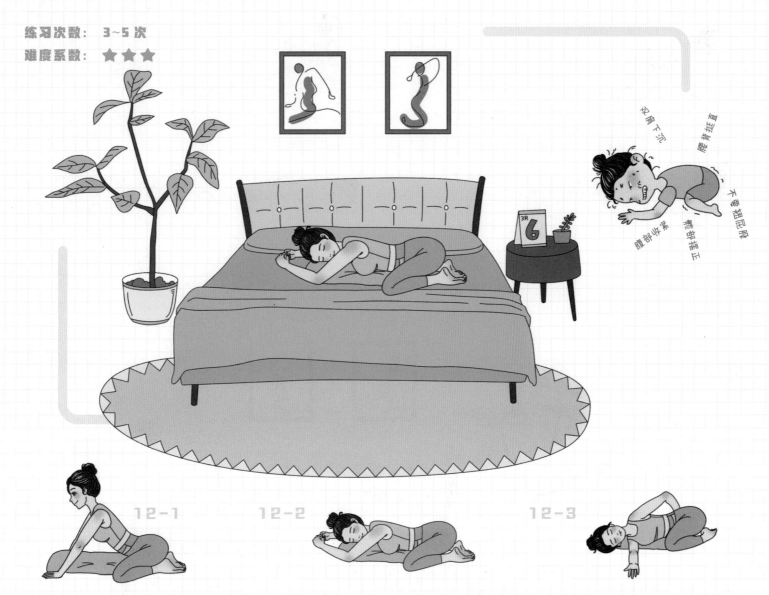

双肩下沉

腰背挺直

不要翘屁股

腹部收紧

臀部往正

12-1 跪坐在床上，双膝分开，枕头放在腹部下方，双手撑地，折髋部向下，眼睛看向前方。

12-2 吸气，继续下沉身体，至整个身体趴在枕头上，放松全身，微闭双眼，调整呼吸。

12-3 呼气，身体转向左侧，右手手臂从身体下方伸出并伸直，左手背在腰后，停留一会儿，再换另一侧练习。

13

睡天鹅式

体式功效：放松髋关节，缓解久坐导致的坐骨神经痛与下背部疼痛，同时放松身体，有助眠的作用。

注意事项：上半身前屈时，不要拱背，髋部也要摆正。

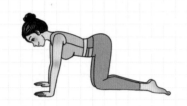

13-1
双手撑地，指尖朝前，双膝跪地，髋部在骨盆的正上方，手腕在肩膀的正下方。

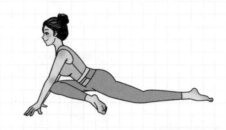

13-2
右腿向前弯曲，膝盖放于双手之间，右脚后跟靠近会阴，右小腿平放，左腿向后撤一大步，脚背贴地。

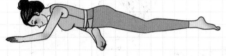

13-3
骨盆摆正，俯身向下，胸腔贴向床面，小臂落到床上，尽量使大臂与小臂垂直。

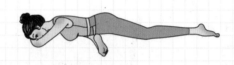

13-4
继续俯身向下，双臂上下交落在床上，额头落在手臂上，静静地感受呼吸。再换另一侧练习。

练习次数：3~5 次

难度系数：★ ★ ★ ★

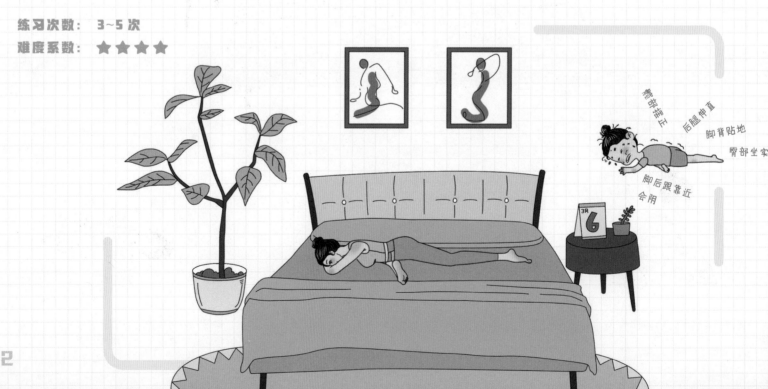

髋部摆正　后腿伸直　脚背贴地　臀部坐实　脚后跟靠近会阴

14

俯卧拉伸大腿前侧

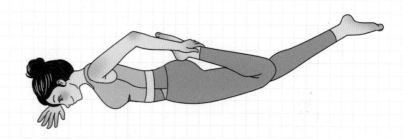

体式功效： 充分拉伸大腿前侧，有瘦腿、美腿的功效。

注意事项： 大腿前侧有一定牵拉感即可，不需要抬起太大的幅度。

俯卧，右侧小臂弯曲放在床上，额头落在右手背上。吸气，左手拉左脚，左脚背绷直，左大腿前侧肌肉绷紧。呼气，右腿离开地面。

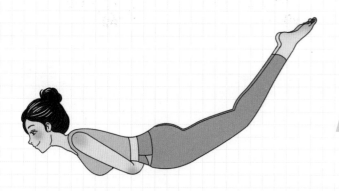

俯卧，双手紧贴腹部下方，下巴点地。吸气，收缩臀部，双腿并拢，头部和双腿同时离开地面向上抬高，下巴和胸腹部着地支撑。呼气，放下双腿和头部。

15

蝗虫式

体式功效： 促进消化，增强脊柱的弹性。

注意事项： 腰部发力，收紧腹部，才能更好地抬起头部和双腿并保持稳定。

16

俯卧抬腿式

体式功效： 看手机时即可练习，具有瘦腿、提臀的功效。

注意事项： 腹部收紧，臀部夹紧，双腿抬起高度因人而异，尽力就好。

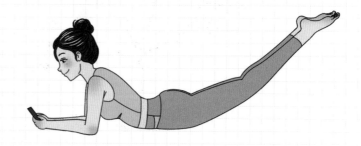

俯卧，手肘撑地，双腿并拢，脚背贴地。吸气，手肘撑起胸腔，双腿抬离地面，停留一会儿。

17

侧拉伸腿式

体式功效： 拉伸腿部，放松肩背，躺着就能瘦双腿。

注意事项： 双肩下压，始终紧贴床面。

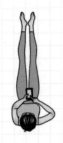

17-1

仰卧在床上，臀部和双腿紧贴墙面，双腿并拢并垂直于床面。

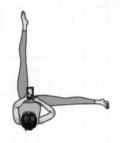

17-2

呼气，右腿慢慢地向右侧移动，至右腿与左腿垂直。

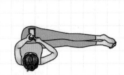

17-3

再次呼气，左腿也慢慢地向右侧移动，落在右腿上，保持5次呼吸。

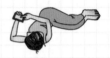

17-4

呼气，屈双膝，使大腿与小腿垂直，双脚脚掌踩在墙上。

练习次数： 4~6 次

难度系数： ★ ★ ★

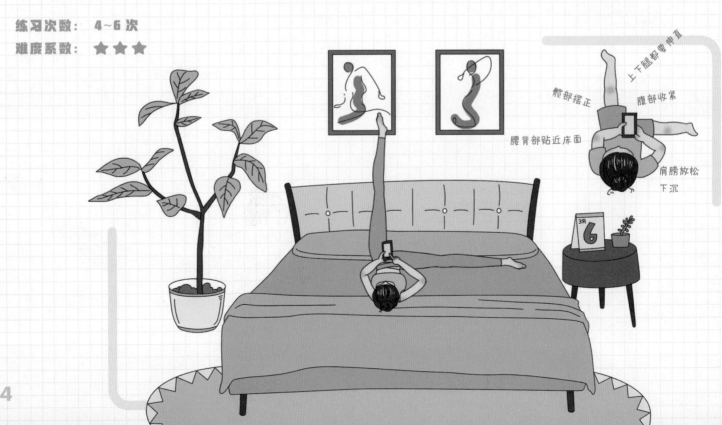

髋部摆正

臀部收紧

上下腿都要伸直

腰背部贴近床面

肩膀放松下沉

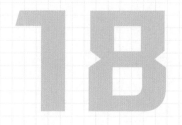

仰卧抬腿开髋

体式功效：促进腿部血液循环，缓解久坐、久站带来的腿部不适。

注意事项：双手稍用力向下，腹部始终收紧。

仰卧，双膝分开，抬起双脚。双手抓紧双脚，拉双膝靠近腹部，双腿向两侧打开，大小腿垂直，进一步打开髋部的空间，脚底朝向天花板。

微信扫码

☑ 瑜伽入门课程　☑ 趣味瑜伽测试
☑ 练习注意事项　☑ 身心疗愈瑜伽

香蕉式

体式功效：改善脊柱侧弯，消除疲劳，释放压力，促进睡眠。

注意事项：闭上眼睛，静静地感受侧腰和腋窝的拉伸。

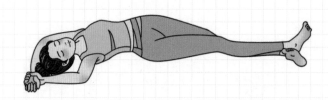

平躺，双脚交叉勾住，身体向右边侧弯一点儿。一手去抓另一手的手腕，左侧腋窝充分打开。

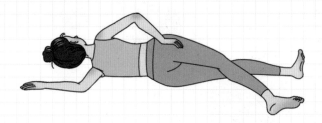

左侧卧，伸直双腿，上面的腿往后放。左侧大臂与小臂呈90度，右手推送臀部，尽量把胸腔打开。

俯卧抬腿式

体式功效：促进腰部血液循环，缓解腰部不适。

注意事项：收紧臀部，放松肩胛骨。

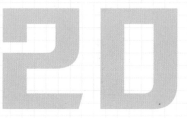

21

体式功效：打开腹股沟，促进排毒，还能瘦腿和瘦肚子。

注意事项：卷尾骨，髋部摆正，注意力放在感受大腿前侧的拉伸上。

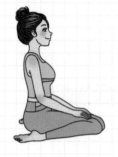
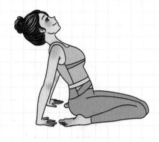
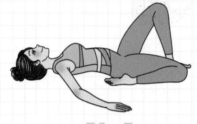
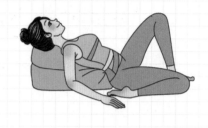

21-1

21-2

21-3

21-4

跪坐在床上，臀部坐在两脚之间，脚背贴床。

吸气，双手向后撑地，手指朝向身体方向，胸腔向上、向前打开。

呼气，左脚伸出，踩在床上，上半身慢慢向下倒去，直至贴近床面，双臂自然放于床面。

若是腰椎不舒服，可以在腰背部垫一个枕头。

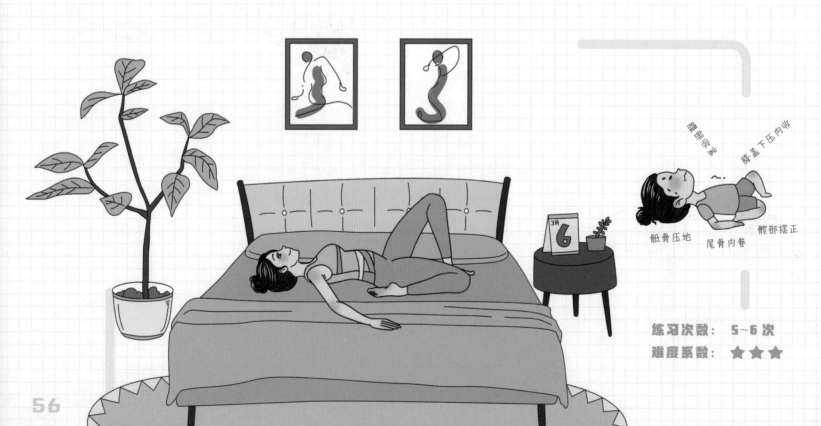

腰部放松

膝盖下压内收

骶骨压地

尾骨内卷

髋部摆正

练习次数：5~6次

难度系数：★★★

56

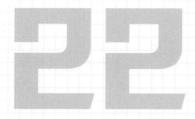

22

针眼式

体式功效： 灵活髋关节，滋养骨盆，缓解下背疼痛、坐骨神经痛等。

注意事项： 右腿主动靠近身体，左腿主动远离身体，感受两条腿力量的对抗。

22-1

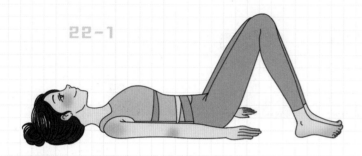

仰卧在床上，屈双膝，脚踩地。

22-2

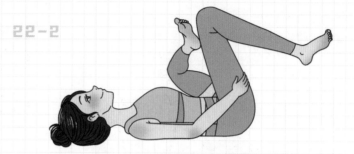

呼气，左脚外脚踝搭在右大腿上方，双手环抱右大腿，骶骨贴地，停留一会儿，换另一条腿练习。

23

盘腿仰卧伸展式

体式功效： 缓解腰背不适，促进腿部血液循环，有助于排毒，还可以瘦腿。

注意事项： 莲花坐可以改成简易盘腿，腰背部也可以垫一个枕头。

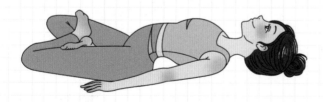

23-1

双腿盘坐在床上，吸气，双手支撑床面，让上半身慢慢向后倒，直至上半身贴地，双手自然置于床面。

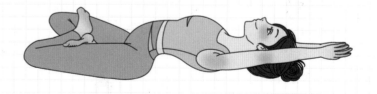

23-2

呼气，双臂向上举，在头顶上方双手合十。

24

卧蝴蝶式

体式功效：伸展大腿内侧、腹股沟和膝盖，促进血液循环，有利于排毒，还能舒缓身心，消除疲劳。

注意事项：膝盖尽量下压，不要高高翘起。

练习次数：5~8次

难度系数：★ ★ ★ ★

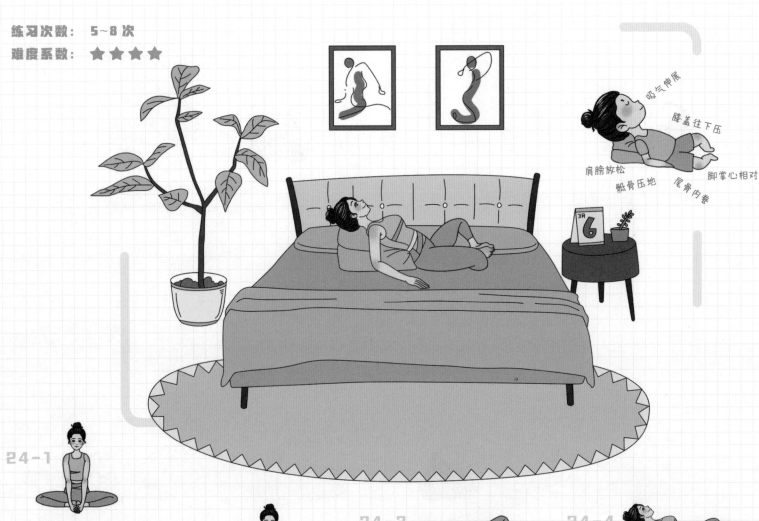

吸气伸展
膝盖往下压
肩膀放松
骶骨压地
尾骨内卷
脚掌心相对

24-1 坐在床上，双脚脚掌相对，脚后跟尽量靠近会阴，双手握住双脚，膝盖向两侧下压，完成蝴蝶式。

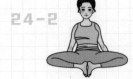

24-2 呼气，先将两手慢慢往后移，再将上半身慢慢地往后躺。

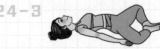

24-3 待背部平躺于床面，手臂放在身体两侧，手掌向下自然放平，双腿和脚的动作保持不变。

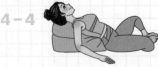

24-4 如有需要，可将被子垫在腰背部，甚至可以在膝盖下方垫上枕头。

25

仰卧扭转式

体式功效：左右扭动侧腰，可以减轻腰部酸痛不适，还可以消除身体疲劳，放松精神，有助于提高睡眠质量。

注意事项：扭动腰部时，双腿缓缓放下，而且双膝尽量下压，不要翘起来。

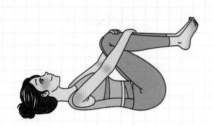

25-1

仰卧，屈膝，双手将双腿抱于胸前，下背部、头颈部贴地，不要抬起。

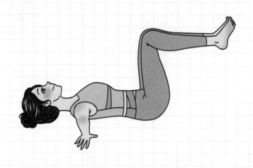

25-2

呼气，松开双臂，在体侧平展伸直，掌心朝下，打开肩部，胸部微微扩张，坐骨触地，大腿垂直于床面，小腿与床面平行。

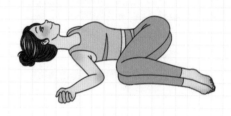

25-3

吸气，双膝右转，右膝贴床面，双肩下压，肩胛骨收拢，感受脊柱的扭转。

26

脊柱滚动

体式功效：放松各节脊椎，使背部肌肉群更富有弹性，还有助于消除疲劳，提高睡眠质量。

注意事项：动作幅度不要太大，保持身体平衡。

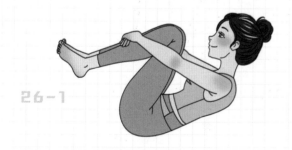

26-1

仰卧在床上，屈膝，双手抱住小腿，头部上抬，肩膀上提。

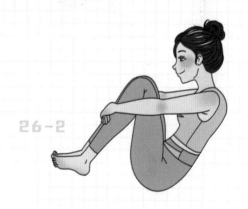

26-2

调整呼吸，前后滚动脊柱。

27

练习次数： 1次
难度系数： ★

大放松式

体式功效： 放松全身，释放一天的压力，缓解一天的疲乏，有助眠的作用。
注意事项： 全身尽可能地放松，把意识放在呼吸上，深深地吸气，缓缓地呼气。

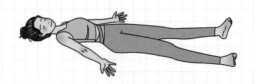

仰卧在床上，腹部内收，腰背贴地，双膝分开，脚尖朝外，双手摊放在身体两侧，掌心朝上，双目微闭，呼吸平缓。

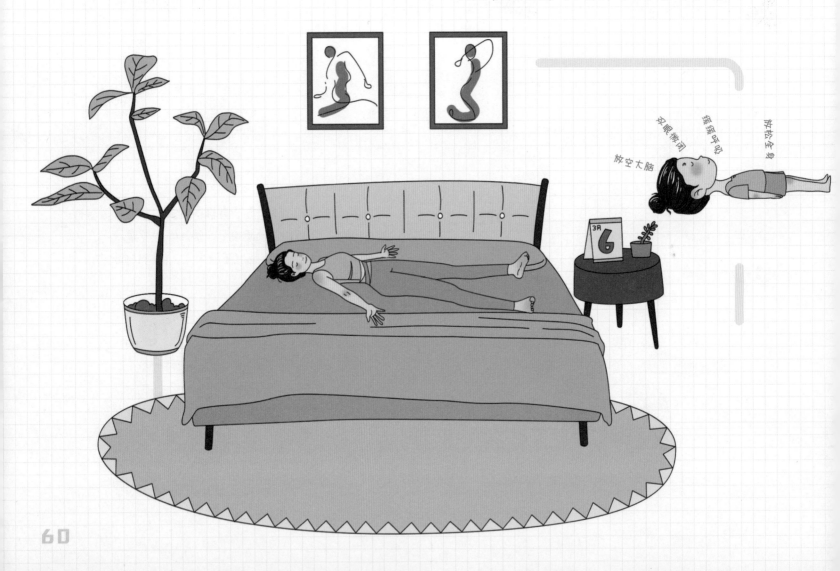

放空大脑　　双眼微闭　　缓缓呼吸　　放松全身